微创 呼吸病学

WEICHUANG
HUXIBINGXUE

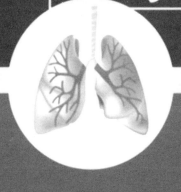

主　编　李万成　姜　轶
副主编　张　维　孙　建　任柏沉
编　委　（按姓氏笔画排列）

马春兰　　王春茂　　方恩容　　代文静

冯晓丽　　吕婷婷　　巫道琳　　杨　帆

杨　凯　　杨　黎　　李云辉　　李培培

何　杰　　余　林　　周夏飞　　黄　娜

黄媛媛　　舒春丽　　潘　彬

四川科学技术出版社

图书在版编目（CIP）数据

微创呼吸病学 / 李万成，姜轶主编；张维等编著.
－成都：四川科学技术出版社，2016.2
ISBN 978 - 7 - 5364 - 8306 - 4

Ⅰ.①微… Ⅱ.①李…②姜…③张… Ⅲ.①呼吸
系统疾病－显微外科学 Ⅳ.①R56

中国版本图书馆 CIP 数据核字（2016）第 022904 号

微创呼吸病学

出 品 人	钱丹凝
主　 编	李万成　姜　轶
责任编辑	刘书含
封面设计	墨创文化
责任出版	欧晓春
出版发行	四川科学技术出版社
	成都市槐树街2号　邮政编码610031
	官方微博：http://e. weibo. com/sckjcbs
	官方微信公众号：sckjcbs
	传真：028 - 87734039
成品尺寸	146mm ×210mm
	印张8　字数140 千
印　　刷	四川五洲彩印有限责任公司
版　　次	2016 年 2 月第一版
印　　次	2016 年 2 月第一次印刷
定　　价	29. 00 元

ISBN 978 - 7 - 5364 - 8306 - 4

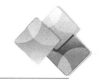

成都医学院第一附属医院呼吸内科简介

　　成都医学院第一附属医院呼吸内科独立建科于 2009 年,经过近几年的发展,目前已经取得了长足的进步,现有专职研究人员 2 名,医师 18 名,其中教授 1 人,副教授 5 人,研究生导师 4 人,博士 4 人;护理人员 40 余名。科室接收了大量进修医师、短期访者、研究生和住院医师,为西部地区培养了大量的医教研人才。2013 年成为四川省首批呼吸内镜、外周血管介入及综合介入培训基地。2014 年通过四川省医学重点学科建设立项,成为四川省医学重点学科建设单位,同年设立呼吸疾病研究所,2015 年成为四川省高等学校重点实验室。

　　科室设普通病床 90 张,呼吸微创病区病床 30 张,呼吸危重症监护(RICU)病床 12 张,专科门诊室 3 间,呼吸微创诊疗中心。科室拥有 Drager、PB840 等有创呼吸机 15 台,无创呼吸机近 30 台,配备了 Olympus 超声内镜系统、Olympus 和富士能气管镜系统、Olympus 内科胸腔镜、气管插管镜、插管喉镜、ERBE 冷冻仪、氩气刀、德国耶格和康迪肺功能仪、运动心肺功能仪,多导睡眠呼吸监测仪和睡眠筛查设

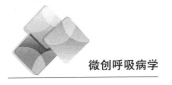

备、呼出气 NO 检测仪、血气分析仪、振动排痰仪、体外膈肌起搏器等专业医疗设备。设有应用呼吸生理实验室，包括肺功能室、运动心肺功能室、血气分析室、咳嗽实验室、呼吸睡眠监测室和呼吸环境与遗传实验室，下设微创呼吸病学研究室。

呼吸系统慢性炎症性疾病与肺部感染、肺部肿瘤与血管疾病、肺损伤与修复三大研究方向已初具规模。目前获批国家级课题 2 项，省部级课题 2 项，厅局级课题 3 项，参编教材 5 部，在 SCI 收录期刊、呼吸专科核心期刊发表论文数十篇，取得科研成果 3 项。

主要临床特色包括呼吸系统微创诊疗、疑难危重症诊疗、慢病管理及应用呼吸生理监测等。

微创呼吸病学研究室主要包括呼吸微创诊疗中心、呼吸微创病区和应用基础研究室。目前已开展多种呼吸微创技术，涵盖了呼吸内镜微创技术、血管微创技术、非内镜非血管微创技术和杂交微创技术四大类。近年陆续开展了经气管镜超声引导针吸活检（EBUS－TBNA），肺部晚期肿瘤的以综合微创治疗为主的个体化治疗，以及粒子植入、肺减容术、经皮肺穿刺脓腔灌洗、胸膜腔灌洗术、肺囊肿微创治疗等。科室还独立开展了肺动脉造影、碎栓、溶栓术，腔静脉支架植入和滤器植入术等。在各种原因咯血、肿瘤诊疗、肺部血管疾病和严重气道狭窄的急诊治疗上有优势。

前　言

现代微创肺脏医学源于介入肺脏病学（Interventional pulmonology），最早于 20 世纪 90 年代中期在国外开始使用。2002 年，美国胸科学会（ATS）定义微创肺脏医学为"针对呼吸系统疾病的诊断和侵入性治疗操作的一门科学和艺术"。掌握这一门科学，除了要掌握常规的呼吸病学的知识和训练之外，还需要更多专门的训练和更专业的判断。目前微创肺脏医学的范围大大拓展，除呼吸内镜外，肺的血管微创及影像引导下的经皮穿刺技术已包含其中，我们称之为"微创呼吸病学"。其范围包括：呼吸内镜技术、血管微创技术和影像引导下的经皮操作。呼吸微创这一概念引入中国仅十余年，目前微创技术已经大大拓展其范围，故而我们提出了"微创呼吸病学"这一概念来更好地描述其中包括的呼吸内镜技术、血管微创技术和影像引导下的经皮操作。

本书主要介绍在临床中主要使用的上述诊断、治疗技术。主要内容包括：技术沿革、适应证、禁忌证、麻醉及操作方法、设备器材准备及术后并发症的观察处理。涵盖了临床中常用的技术手段，通过简洁浅显的语言将微创呼吸病

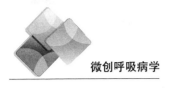

学这一新兴呼吸病学研究领域中的操作技术介绍给广大读者,可以作为一本实用的操作指南及教材,帮助我国呼吸内科医生增强对该领域的认知,并指导临床工作的开展。

目　录

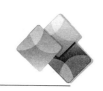

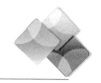

第一章 内镜微创技术

第一节 硬质支气管镜的现代应用

一、目的

硬质支气管镜（rigid bronchoscopy）简称硬镜，是介入肺脏病学专业的基础。硬质支气管镜的操作端有侧孔，其侧孔与呼吸机相连，从而保持了气道的通畅，因此硬镜能安全的作为介入通道，使器械进入气道内，在直视下进行支架释放、经软体纤维光学支气管镜（简称纤支镜，全书同）目镜观察定位、激光消融、冷冻、取异物、电切等操作。硬镜作为一项古老的新技术，是呼吸科医生应当掌握的微创肺病学的重要工具。

二、适应证

（一）摘除异物

气道异物一直是硬镜最重要的适应证，对于儿童患者

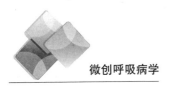

尤其适用。硬镜配有机械通气接口,患者麻醉后连接呼吸机,能有效维持呼吸功能,能更加安全地处理远端异物或者中央大气道的巨大异物。

(二)扩张气道

创伤、感染引起的肉芽组织增生常导致气管、支气管狭窄。治疗支气管狭窄的有效方法之一是在硬镜直视下使用机械探条进行扩张,扩张狭窄的气道可以应用直径为2.0~6.7mm 的不同探条来进行,直到效果满意为止,但应避免由过度扩张而造成的气道损伤。

放置气道支架是硬镜的另一个应用。在全身麻醉(简称全麻,全书同)状态下,在硬镜直视引导下放入支架,该应用具有安全、定位准确、病人依从性好等优点,值得推广。

(三)处理气道大出血

窒息通常是大咯血的死亡原因,特别是在出血量较大的情况下,通过硬镜处理大咯血是一个极为有效的方法。硬镜能保证通气的有效性,可以应用内径较大的吸引管引出积血、清除血块,对出血部位进行填塞治疗,还可以在直视下通过激光或电凝等方式止血。此外,可以应用纤支镜通过硬镜进入较深的气道清除积血。

(四)儿童气管镜检查

临床上,因成人能较好地配合,多采用纤支镜对成人进行检查。而儿童较难配合纤支镜检查,所以目前诊断、治疗儿童气道疾病的主要方式之一是在全身麻醉状态下进行硬镜操作。目前已有儿童专用的硬镜系列,能取异物、进行气道检查和微创治疗等。

(五)气道内激光消融治疗

处理良、恶性气道病变的重要手段是应用硬镜进行Nd:YAG 激光消融治疗,其优点有:

1. 硬镜允许吸引管和激光光导纤维同时通过,因其有多个工作通道,因此激光消融和吸引可以同时进行,利于观察操作过程,便于保持视野清晰。

2. 硬镜通道较大,较大的活检钳能通过硬镜钳出坏死组织,可以减少激光治疗时间。

3. 硬镜与纤支镜相比,具有不易被激光损伤的优点。

4. 在应用过程中,硬镜因其能维持一定的气体通道,可给术者提供较大的观察视野。

综合以上优点,应用硬镜能高效安全地进行激光治疗,明显优于单用纤支镜。

三、禁忌证

硬镜的应用禁忌证很少,和全麻大致相同,其中包括难以纠正低氧血症的呼吸衰竭、致死性心律失常等。其中,颈椎关节受限或活动过度不能进行硬镜操作,因为操作期间

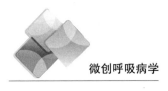

过度地活动颈部关节,可能导致患者有生命危险;任何限制颌骨活动或面部损伤严重导致硬镜不能进入气道的情况均为禁忌;阻塞性喉癌或咽喉部狭窄也可能阻碍镜体通过。最重要的是,绝对禁止未经过正规训练和没有经验的麻醉师、内镜医师或工作组进行操作。

四、操作前准备

(一)设备准备

硬镜:一根空心不锈钢管,成人硬镜直径 9~13.5mm,长约40cm,远端为斜面。硬镜操作端有多个接口,包括光源接口、呼吸机接口、吸引管和激光纤维接口。

观察目镜长50cm,外径4.5mm。光源为 STORZ482B 冷光源。

(二)病人准备

对患者进行标准的麻醉评估及术前评估,麻醉医生应在术前与患者沟通,告知相关技术要点及麻醉风险。根据每个患者的一般状况、年龄、现病史来确定是否可以进行硬镜检查和治疗。

(三)麻醉准备

硬镜的检查需要内镜医生与麻醉医生默契的配合,双方应讨论患者在检查治疗过程中及术后可能出现的并发症,并对此分担责任。标准的麻醉监测包括心电图、血压、血氧饱和度及呼吸运动等。

硬镜操作要求全麻接呼吸机的标准程序,还需配合使用利多卡因等局麻药物进行气道内局部麻醉,同时还要使用镇静药物。异丙酚是很好的全麻药物。该药半衰期短、起效快,患者恢复也快。术前建议应用抗焦虑和遗忘药物如咪达唑仑,可以避免患者术后对手术经历过程中产生的恐惧回忆。术中间歇可以使用静脉麻醉药如芬太尼,可以减少异丙酚的用量,同时可缓解任何疼痛不适感。

（四）机械通气准备

硬镜的侧孔可以提供患者高流量的空气或氧气,因此操作者可以选择有多种通气方式。最理想的通气方式是患者在麻醉期间具有自主呼吸,但该法不能抑制因气道内操作而引起咳嗽反射。随着麻醉的加深,患者虽然仍能保持自主呼吸,却较表浅。这时麻醉师有必要向患者提供一定的辅助通气。该方法虽利于患者术后快速清醒,但仍不足以抑制咳嗽反射。供给纯氧同时终止呼吸可进行短时间的气道内操作,如异物处理等,但对于耗时较长的大部分微创操作并不适用。机械通气虽能提供长时间稳定的呼吸支持,但必须保证硬镜近端及旁路封闭并防止声门漏气。Venturi喷射通气使用的是开放系统,并可在长时间操作期

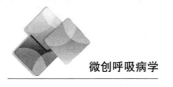
间维持有效的气体交换。

五、操作步骤

硬镜的插入方法有很多种,主要根据操作医生的经验、病人的状况以及麻醉医生的要求来选择。患者经术前麻醉用药、充足供氧后仰卧于手术台上,全麻下给予牙垫、眼睛保护。主要方法及步骤如下:

(一)传统法

先用液体石蜡润滑硬镜镜体,操作医师右手持镜体近端,左手食指和拇指分别放在下颌及上下牙之间,镜体末端斜面朝向操作者,镜体垂直进入口腔,看到悬雍垂后,右手下压镜体近端,硬镜远端使舌根部慢慢抬高,暴露会厌,用硬镜的斜面挑起会厌后见声门开口,将镜体旋转 90°并缓慢推过声门,进入气道后,将镜体回旋 90°使斜面保持原位,用左手指旋转推进将气管镜推进到更深的气道。进入气道后,通常先接上呼吸机,以保持患者在全麻状态下有足够的氧供,再进一步观察左、右总支气管,若进入右总支气管,则把患者头向左转,镜体缓慢旋转推进通过隆突,大多数情况下可将镜体远端推进中间支气管;如果进入左总支气管,则患者的头向右转,一般情况下可观察到上下叶支气管。完成操作后硬镜在直视下、旋转移动中移出。多数患者在停止静脉应用麻醉后 10~20 分钟内便可苏醒。

(二)喉镜引导法

操作者左手持喉镜,当看到会厌时,立即用喉镜的压板抬高舌根并轻微带起会厌;右手操作硬镜,使镜体的尖部在会厌下通过会厌。此时,操作者旋转硬镜观察并将镜体插入声门深处,同时移出喉镜。以后的操作与传统方法相同。

由于硬镜的操作是清洁但并非无菌的,所以操作过程中医生自我保护也极为重要。医生操作过程中需穿长衣服、戴口罩、眼罩等,避免分泌物污染造成疾病的传播。

六、并发症及处理

本操作引起的并发症很少,与麻醉用药、术前用药、气道内活检等操作有关。操作期间由于低氧血症所致的心肌缺血和心律失常,是最危险的并发症。肿瘤组织处理或气道扩张过程中可能会伤及气道壁。此外,偶尔也会发生牙齿、牙龈及喉的损伤。但是,这些并发症一般可通过充分的术前准备、安全的麻醉用药及完善的监测技术来预防和避免。

七、相关知识

硬质支气管镜的临床应用已经历了一个世纪。100年前的硬镜——改良喉镜使前辈们的视野由声门扩展到下呼吸道,并救治了大量因异物吸入而生命垂危的患者。随着医学的进步,特别是现代科学新技术如光源、显像等在医学

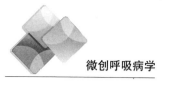
领域的发展,硬镜技术也在不断发展完善,成为呼吸科医生的得力工具之一。然而近年来,随着纤支镜在临床的广泛应用,硬镜的应用已明显减少。

今天,微创性气道诊断和治疗技术的开展,如气道内支架、气道内激光技术、气道异物摘除、大咯血的处理、黏液栓的排除、气道狭窄的扩张等,使医生重新认识到硬镜发挥着纤支镜难以比拟的作用。因为纤支镜在操作过程中占据一定的气道空间,对健康成年人而言虽然一般不会引起通气功能的障碍,但对于气道狭窄者或儿童则可能影响其通气功能,甚至威胁其生命安全。硬镜在操作端有侧孔与呼吸机相连,能保持气道通畅,故硬镜也称为"通气支气管镜"。

硬镜的现代重要价值在于它作为微创通道,允许纤支镜等其他器械进入气道内,通过纤支镜的目镜观察定位,在直视下进行激光消融、支架释放、取异物和冷冻、电切等操作。因此,硬镜是现代微创肺病学的主要工具。

硬镜发展到今天已有数百年历史了。近年来,纤支镜在临床的广泛应用,使得硬镜的使用一度下降。然而,现代微创气道诊断和治疗技术的发展又给硬镜带来了新的活力,硬镜这一门古老的技术又将开始新的历史进程。

参考文献

[1] BARAM D. Palliation of endobronchial disease:flexible and rigid bronchoscopic options[J]. Respir Care Clin N Am, 2003,9(2):237-258.

［2］ FARRELL P T. Rigid bronchoscopy for foreign body removal: an-aesthesia and ventilation［J］. Paediatr Anaesth, 2004, 14（1）: 84 – 89.

［3］ GALLAGHER T Q, C J HARTNICK. Direct laryngoscopy and rigid bronchoscopy［J］. Adv Otorhinolaryngol, 2012, 73:19 – 25.

［4］ HAAS A R, A VACHANI, D H STERMAN. Advances in diagnostic bronchoscopy［J］. Am J Respir Crit Care Med, 2010, 182（5）: 589 – 597.

［5］ KENNEDY C C, F MALDONADO, D A COOK. Simulation – based bronchoscopy training: systematic review and meta – analysis ［J］. Chest, 2013, 144（1）:183 – 192.

［6］ LU C C, Y K HUANG, Y H LIU. Tracheoinnominate fistula mimic-king an endotracheal mass and rupture during rigid bronchoscopy ［J］. Eur Arch Otorhinolaryngol, 2006, 263（11）:1051 – 1054.

［7］ NICOLAI T. The role of rigid and flexible bronchoscopy in children ［J］. Paediatr Respir Rev, 2011, 12（3）:190 – 195.

［8］ ONCEL M, G S SUNAM, S CERAN. Tracheobronchial aspiration of foreign bodies and rigid bronchoscopy in children［J］. Pediatr Int, 2012. 54（4）:532 – 535.

［9］ SCHMIDT H, K HORMANN, N STASCHE, ENT – recommenda-tions for tracheobronchoscopy［J］. Laryngorhinootologie, 2010, 89 （8）:473 – 476.

［10］ WAIN J C. Rigid bronchoscopy: the value of a venerable proce-dure［J］. Chest Surg Clin N Am, 2001, 11（4）:691 – 699.

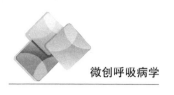

第二节 经纤维支气管镜肺活检术

临床上为进一步确诊肺内结节状影、弥漫性疾病、磨玻璃影、特殊感染性疾病,通常方法是行肺活检。而方法有开胸或外科胸腔镜肺活检、经皮肺穿刺活检、经支气管镜肺活检。开胸或外科胸腔镜对患者伤害较大,不作为首选。而经纤维支气管镜肺活检术 (transbronchial lung biopsy, TBLB)是通过纤支镜获取外周气道或肺组织标本,将诊断扩大到肺外周的方法,临床上应用较广。

一、适应证

1.肺内弥漫性病灶。

2.肺周边病灶:如气管镜不能窥及的病灶。

二、禁忌证

1.严重心脏、肺脏功能低下的患者。

2.不能完全配合检查的患者。

3.高血压、严重肺动脉高压的患者。

4.检查病灶周围有肺大疱。

5.凝血功能障碍、有出血倾向的患者。

6.肺囊虫病患者。

三、检查前准备

1. 详细询问病史、仔细查体。

2. 明确病变位置:包括拍摄正、侧位胸片和(或)CT扫描片,病变的大小、距离等。

3. 交代注意事项、签署同意书。

4. 建立静脉通道。

四、操作方法

术前常规气管镜检查,予以2%利多卡因雾化吸入麻醉,适当予以镇静。操作过程中需注意保护支气管镜及患者。

1. 无 X 线引导的 TBLB　纤支镜到达病变相应段支气管,活检钳缓慢推进相应亚段支气管,遇到阻力后适当退钳 1~2cm,嘱患者深吸气,吸气末再送钳至有阻力后嘱患者呼气,钳取肺组织。固定液将标本固定送病检。

2. X 线引导下 TBLB　大致确定活检部位后,送入活检钳至相应亚段支气管,通过 X 线经透视引导送抵活检部。呼气末夹闭活检钳完成检查。

3. 超声引导下 TBLB　利用超声支气管镜的微型超声探头进入气管,通过超声扫描,探及气管、支气管管壁及各层次图像,以定位完成活检。

4. 气道内超声联合 X 线引导 TBLB　在 X 线确定超声

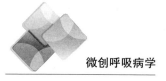

探头和引导套管到达病变区域后,通过超声探头获得超声图像。通过活检钳钳取组织送病检。

五、并发症及其相应处理

1. 气胸　发生率通常为5%左右,若大于30%,患者症状较重,可行胸腔闭式引流,尽量少于舌段、中叶活检。

2. 出血　多数为咯血,应注意患者凝血功能检查,术后可予卧床、心里监护、内科常规止血处理。

除此之外,还有极少数病例出现一过性低氧血症、血压升高、心率增快、咳嗽、头晕,甚至死亡。

参考文献

[1]　KEVIN O LESLIE,JAMES F GRUDEN,JAMES M PARISH,et al. Transbronchial Biopsy Interpretation in the Patient With Diffuse Parenchymal Lung Disease[J]. Arch Pathol Lab Med,2007,131:407－423.

[2]　SCHREIBER G,MCCRORY D C. Performance characteristics of different modalities for diagnosis of suspected lung cancer:summary of published evidence[J]. Chest,2003,123:115S－128S.

第三节 气道内超声诊断技术

一、目的

气道内超声(endobronchial ultrasound,EBUS)是将微型超声探头(ultrasonic probe,USP)通过纤维支气管镜进入气道进行探查的检查方法,该检查弥补了其他方法对气管—支气管壁、气管—支气管旁和纵隔结构成像模糊的不足,能够对支气管壁和邻近约4cm范围内的组织结构(包括纵隔)进行高清晰度成像。支气管镜检查由于受气道表面和管腔结构的限制,对于管壁内或管腔外的病灶,往往只能根据间接征象,如黏膜色泽改变、局部黏膜水肿、隆起、管腔狭窄、软骨的起伏状态、压迹来判断。虽然胸部CT扫描等有助于诊断,但其准确率更主要的是依赖于临床经验。同样,对于纵隔内病灶,正电子发射计算机断层显像(PET-CT)、磁共振、CT扫描等可用于诊断、区分纵隔内结构,但其肺癌TNM分期与术后符合率仅为60%,纵隔内转移性淋巴结的发现率为50%,另外有25%为假阳性,25%为假阴性;常规的纵隔镜准确率为60%,且也有16%假阴性。近年来,支气管镜操作管道内径有所扩大,而USP的外径愈来愈细,使得其经支气管镜插入气道成为可能;带囊型USP解决了气道内不能注水的难题;此外,超声支气管镜的

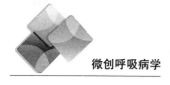

研制已获得了成功,近期已在临床上应用。这些研究成果使得 EBUS 成为支气管、纵隔病变诊断的手段之一。

二、适应证

1. 肺门和纵隔肿物肿大淋巴结有待确诊,肺癌分期。

2. 气道外压改变。

3. 气道黏膜下病变。

4. 气管腔内病变。

5. 预计手术切除线。

6. 肺周围性的结节/肿块。

7. 拟行气道内微创治疗患者(含支架、激光、球囊扩张)。

三、禁忌证

1. 不适合于常规支气管镜检查者均为 EBUS 术的禁忌证。

2. 严重的气管狭窄在行腔内超声时可能引起窒息,应该极为慎重。

四、操作前准备

1. 熟悉胸部 CT 扫描解剖结构及淋巴结分布。

2. 了解病人病情、仔细阅读 CT 扫描片,术前常规凝血、心电图检查。

3.病人术前麻醉及常规纤支镜检查。

五、操作步骤

患者取去枕仰卧位,在局部麻醉联合静脉镇静镇痛下,首先进行常规支气管镜检查,并彻底清理气道内分泌物,以减少对后续检查的干扰。而后,经口置入超声支气管镜,利用超声图像顺序探查纵隔内各站淋巴结。明确肿大淋巴结及气管壁穿刺部位(软骨环间隙)后,经工作通道置入EBUS - 2 - TBNA专用穿刺活检针,在超声图像的实时监视下进行穿刺活检。穿刺前常规进行多普勒检查,以避免损伤血管。穿刺标本分别经涂片、固定及染色后送细胞病理学检查;所获得的组织标本经福尔马林固定后送病理检查。如需对多站淋巴结进行穿刺,为避免交叉污染,需更换穿刺活检针。大致具体方法如下:

1.水囊法　适用于中央支气管。具体方法:经注水管道向USP水囊内注入3~5ml脱气水,使水囊直接接触所需探测的支气管管壁,以显示管壁的层次及其外侧相应的器官。根据不同检查部位和不同需要,调节注入水囊内的水量。对于气管内的操作,水囊内注水不宜过多,以避免造成窒息。水囊用的水应为脱气水,这样能在USP与病灶间形成较好的声场,使超声图像清晰。

2.直接接触法　适用于周围支气管。具体方法:将USP水囊内的空气或水抽尽后,或用不带水囊型USP,直接

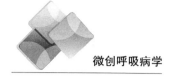

接触支气管管壁黏膜进行扫描。因水囊内无水及 USP 与病灶间距离太近,所显示的超声图像近场和远场多不清晰。

六、并发症及处理

EBUS 检查较安全。一般无严重并发症,无死亡发生。其可能的并发症有:

1. 窒息　主要由于水囊内注水过多。避免方法是水囊内注水应逐步增加,尤其是气管内的操作,时间应短,注水量应少;对于一侧主支气管明显狭窄的患者,在另一侧主支气管内不宜行水囊显示法探测。

2. 器械损伤　USP 可能造成支气管管壁损伤,因此操作要熟练、轻柔。

3. 出血　据报道有 1% 的患者可出现中等量(>30ml)出血,不需插管。但对于表面黏膜病变严重、触之易出血的患者,应慎行 EBUS 检查,必要时在操作前后腔内应用止血药物。

4. 心血管意外　可能是因为水囊压迫支气管管壁,通过神经反射,引起心律失常、心搏骤停等,应立即停止操作,密切监测,及时抢救。

七、相关知识

纵隔内包括有血管、淋巴结、软组织等结构,传统的影像学技术,如胸部 X 线摄片和 CT 扫描是常用的诊断肺癌向

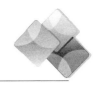

纵隔、肺门淋巴结转移的方法。但是 CT 扫描诊断纵隔淋巴结转移依赖于纵隔淋巴结的大小,同时由于肺门淋巴结受肺门处肺动脉、静脉的影响,以及局部气体、呼吸移动和血管搏动的干扰,诊断有一定的困难,其阳性率约为 60%。

对于临床而言,知道是否有肺门淋巴结转移是很重要的,因为这影响手术的选择。纵隔内的定位通常比较困难,除了纵隔内解剖结构较复杂、呼吸脉搏易造成伪像外,最主要的是纵隔内超声回声不像气管壁分层那样简单。在声像图上血管是比较容易被辨认的,血管断面呈无回声状态或卵圆形结构,实时显像时,可观察到血管的搏动和血流;淋巴结表现为边缘清晰的卵圆形或圆形孤立的低回声结构,直径一般小于 5mm,淋巴结中央有时能看到显著高回声区,这是由于淋巴结周围存在脂肪组织,提示为正常淋巴结。对于淋巴结转移的诊断,CT 扫描和 EBUS 均是基于淋巴结肿大的程度,但是,由于胸部 CT 扫描可能受肺门淋巴结周围的血管结构的干扰大于 EBUS,因此难于诊断肺癌肺门淋巴结转移。事实上,虽然对于肺门淋巴结的阳性率是相同的,但 EBUS 的分辨率是 CT 扫描的 2 倍,即 EBUS 对于肺门淋巴瘤(<10mm)的诊断能力高于 CT 扫描。对于肿大的淋巴结,在明确定位后,应行穿刺针吸活检。EBUS 结合穿刺对于纵隔内病变的诊断敏感性、特异性分别为 96% 和 100%。EBUS 更重要的是可显示血管与气管、肿瘤或淋巴结的相对位置,利用这些信息,在穿刺过程中可

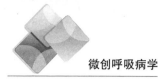

避免损伤血管等重要结构。在左主支气管内,EBUS 可显示降主动脉、食管、脊柱;在左主支气管远端可显示一个小但非常重要的区域,即位于肺动脉和主动脉弓之间的"肺动脉窗"部位,在此区域有主动脉淋巴结(第 5 组淋巴结)。在右主支气管内,显示的是肺动脉干、主动脉弓起始部、上腔静脉和右肺动脉。在近隆凸处。可见隆突下淋巴结(第 7 组淋巴结)及椭圆形多层结构的食管。对于隆突下淋巴结,EBUS 可很容易区别于周围的食管、血管和脂肪组织,易于检出。淋巴结转移在超声图像上表现为轮廓清楚、增厚,内部呈低回声并融合成小叶;经食管内超声也可以诊断隆突下淋巴结有无转移,其诊断特异性为98%,但敏感度为54%,而 EBUS 的敏感度为92%。

参考文献

[1] BOLLIGER C T,MATHUR P N. Interventional Bronchoscopy[M]. Switzerland:Karger,2000.

[2] WALLACE M B,RAVENEL J,BLOCK M I,et al. Endoscopic ultrasound in lung cancer patients with a normal mediasfinum on computed tomography[J]. Ann Thorac Surg,2004,77:1763 - 1768.

[3] HERTH F J,EBERHARDT R,BECKER H D,et al. Endobronchial ultrasound—guided transbronehial lung biopsy in fluoroscopieally invisible solitary pulmonary nodules:a prospective trial. Chest, 2006,129:147 - 150.

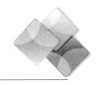

［4］ SAHINA H, YAMAZAKI K, ONODERA Y, et al. Transbrenehial biopsy using endobronchial ultrasonography with a guide sheath and virtualbronchoscopic navigation［J］. Chest,2005,128:1761 – 1765.

［5］ HERTH F, ERNST A, SCHULZ M, et al. Endobronehial ultra-sound reliably differentiates between airway infiltration and com-pression by tumor. Chest,2003,123:458 – 462.

第四节 经支气管针吸活检术及其临床应用

一、目的

纤维支气管镜直视下可窥见的呼吸道病变,通过钳检、刷检及灌洗等方法可获取标本,进行病理学、细胞学及病原学等检查,多数能得到可靠的诊断。但许多镜下不能窥见或具有外压性表现的腔外病变,通常的活检方法不能获得标本,而经支气管针吸活检术(transbronchial needle aspiration,TBNA)则可获取细胞学或组织学标本。如纵隔腔或肺门区病变。

二、适应证

1.纵隔或肺门淋巴结长大的诊断。

2.对已知或怀疑肺癌进行分期。

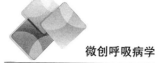

3. 气管外病变对气管的外压病灶。

4. 黏膜下病变。

5. 肺周围性结节。

三、禁忌证

1. 肺功能严重损害致不能耐受检查者。

2. 心功能不全、严重高血压或心律失常者。

3. 全身状态或其他器官极度衰竭者。

4. 主动脉瘤。

5. 凝血机制严重障碍者。

6. 哮喘急性发作或大咯血者。

7. 麻醉药过敏且不能用其他药物代替者。

四、操作前准备

1. 熟悉胸部 CT 扫描解剖结构及淋巴结分布。

2. 了解病人病情、仔细阅读 CT 扫描片,选择最佳穿刺部位。

3. 病人术前麻醉及常规纤支镜检查。

五、操作步骤

1. 术前准备病人应常规拍摄正、侧位胸片和薄层 CT 扫描片,以明确病变的大小和位置,并确定拟获取标本的部位,如果患者有多组淋巴结肿大,而 TBNA 单纯是分期诊

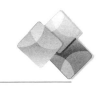

断,则先考虑病变对侧的淋巴结组,其次为中间部位如隆突下、前后隆突,最后为同侧的淋巴结组系列,术前4小时禁食,应了解有无心律失常和心肌供血情况,应作凝血四项检查,包括出血时间、凝血时间及血小板计数等,以排除凝血机制障碍导致针吸或活检时发生出血的可能。此外,还必须做好吸氧的准备,必要时予鼻导管或鼻塞吸氧,并连续监测血氧饱和度,与病人及病人家属签订手术协议书。静脉输液可为术前、术中提供一条静脉给药的通道。

2.术前给药与局部麻醉:为了消除病人对TBNA的紧张和焦虑,术前可给予适量镇静剂,如咪达唑仑和芬太尼。

3.确定穿刺点后,气管镜经口或鼻进入气道,到达预定穿刺点后,将穿刺针由活检通道进入气道内,穿刺针进入活检通道前,先将穿刺针活检部推出,检查穿刺针活检部的进出状态,然后将活检部完全退入导管的金属环内。穿刺针通过活检通道时,尽可能使气管镜前端处于自然状态,并位于可视范围内的气道中央部分,这些都是保护气管镜非常重要的步骤。穿刺针可以通过以下操作技巧透过气道壁:

(1)突刺法:在鼻或口端固定气管镜,手在气管镜活检孔上方5cm处捏住穿刺针的尾端,用一较大的力度将穿刺针快速刺向预定穿刺点,反复此动作,直到透过气道壁为止。这种方法主要依靠穿刺针本身的力度,获取组织学标本的概率稍高,但这种方法存在一定的缺点,由于在穿刺针的尾端给穿刺针一个较大的往前送的力度,如果穿刺针碰

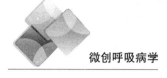

到较大的阻力(碰到软骨环等)不能透过气道壁时,则有一个往后弹的力度,两种方向相反的力度在活检孔的上方相遇,则可能导致穿刺针的导管部折曲,损伤穿刺针。

(2)推进法:穿刺针尖刺入气道黏膜内,调整纤支镜弯曲端的角度,使穿刺针尽可能与气道壁垂直,操作者左手在活检孔处将穿刺针的尾端固定在纤支镜上,右手以一定的恒力将纤支镜连同穿刺针前送,直至穿刺针透过气道壁。这种方法主要依靠纤支镜的力度,在操作时穿刺针的导管部在纤支镜内弯曲,使气管镜连同穿刺针形成了一个整体,对穿刺针或气管镜来说都是一种较安全的方法。

(3)咳嗽法:属于一种辅助方法,不能单独使用,通常在使用突刺法或推进法时,如果碰到阻力穿刺针难以透过气道壁,可要求病人咳嗽,使气道壁撞击穿刺针针尖,增加穿刺针的力度。这是一种被动的方法,一定要在定位十分准确、而且肿物在13mm以上才好实施,否则有可能损伤纵隔内脏器。

(4)金属环贴近气道壁法:穿刺针通过纤支镜活检通道进入气道后,不将活检部推出,而是将穿刺针的金属环端紧贴在气道黏膜上,操作者在病人口或鼻端将纤支镜固定,嘱助手将穿刺针推出,依靠穿刺针尖的力度来透过气道壁。这种方法透过气道壁的概率较低,如果未能透过气道壁,则可采用推进法。在进行操作时,有时要将上述几种方法综合使用,使穿刺针能透过气道壁进入纵隔或肺门区的病灶内。

六、并发症及处理

许多气管镜专家使用二十多年的 TBNA 技术证明,这种方法是十分安全、实用的,据所有的报道显示,仅少数病人术后发生气胸,其发生率不足1%,曾有 2 例气胸、1 例纵隔气肿和 1 例纵隔出血的报道。TBNA 对支气管黏膜的损伤最小,尖端具有斜面的穿刺针穿刺时,其出血程度较之活检钳撕裂组织所致者小,仅在穿刺部位有少许出血,即使刺入血管或刺入易脆的肿瘤组织内,引起的出血量亦不多,TBNA 后发生的最大出血量仅 2ml,尚未见大量出血的报道,甚至在用抗凝药的病人。曾报道在穿刺后 6 小时发生菌血症,用抗生素治疗后完全退热。

七、相关知识

病理检查是肿瘤诊断的黄金标准,虽然肿瘤的诊断方法日新月异,但任何其他方法都不能替代组织活检,目前最时髦的 PET – CT 同样存在较多的假阴性,也不可能取代病理学检查。由于放射性核素检查、电子计算机体层摄影及超声诊断的开展,能发现一些用普通方法查不到的微小肿块,但还是需要细胞或组织学活检对这些病变的性质加以确诊。活检对于鉴别肿瘤与瘤样病变、良性肿瘤与恶性肿瘤,确定肿瘤的组织学类型与分化程度、恶性肿瘤的发展阶

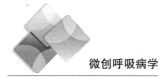

段以及有无转移等都有很大作用,为临床选择和制定合理的治疗方案和判断预后等提供极为重要的依据。

肺癌合并纵隔淋巴结肿大,确定其性质,对肺癌的分期具有决定意义,TBNA作为分期诊断的方法之一,具有创伤小、不需全身麻醉、可检查门诊病人等特点;而同样为临床常用分期诊断方法的纵隔镜检查,则创伤较大,需全身麻醉。穿刺活检比较简单,常不需要手术探查就能取出较深部的病变组织,而斜角肌淋巴结活检、纵隔镜检查、纵隔探查、开胸探查等属于外科的分期方法,创伤较大,操作相对较复杂、检查范围受限。经支气管针吸活检可对左、右系列的淋巴结进行穿刺活检,特别是对纵隔镜不能探及的区域如隆突下、主肺动脉窗淋巴结有独特的作用,可作为肺癌分期诊断中的首选方法,穿刺针有两类,一类是细针利用负压吸取病变区的细胞,供细胞学检查;另一类为组织穿刺活检针,利用负压吸取组织,穿刺活检需要熟练的技术,还应掌握适应证和禁忌证,否则将会得不到阳性诊断或造成严重的并发症。

临床医生应根据病人的实际情况合理地选择检查方法,下面的流程图对医师选择适当的处理方法有一定帮助。

毫无疑问,TBNA均有较好的安全性和特异性,它能对纵隔镜不能活检的部位如后隆突和主肺动脉窗进行活检。每个肺癌合并纵隔淋巴结肿大的病人均应先考虑使用此种方法,它可明显地减少纵隔镜的使用,减少开胸探查的次

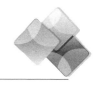

数,降低费用和减轻病人的痛苦。

参考文献

[1] 朱宏伟,徐美英.支气管镜检查术患者不同麻醉方法的效果[J].中华麻醉学杂志,2007,19(2):415－416.

[2] 祝娟,冯艺.支气管内超声引导针吸活检术患者复合咪达唑仑—吗啡时 TCI 不同浓度异丙酚麻醉的效果[J].中华麻醉学杂志,2010,23(10):257－259.

[3] 朱钟鸣,胡杰贵.经支气管镜针吸活检术对纵隔及肺部疾病的诊断意义[J].临床肺科杂志,2008,(09):1156－1157.

第五节　气管、支气管异物的内镜处理

一、目的

气管和支气管异物是常见的危重急诊疾病,常常发生于幼儿或儿童。异物阻塞大气道引起急性呼吸困难、慢性咳嗽和反复发生的阻塞性肺炎等,严重者可导致患者死亡。如何诊断并快速安全地取出异物,对抢救病人的生命至关重要。

二、适应证

明确诊断或可疑气管、支气管异物是硬镜和纤支镜检

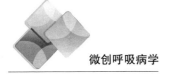

查和治疗的适应证。对于下列情况应考虑气道吸入异物的可能,及时行硬镜和纤支镜检查和(或)治疗:

1. 有明确或可疑的异物吸入史。

2. 否认异物吸入史,但突然出现窒息,并伴有阵发性咳嗽。

3. 不明原因的咳嗽,或与体位有关的阵发性咳嗽和呼吸困难。

4. 反复呼吸道感染,反复同一部位的炎症,阻塞性肺炎,肺不张。

5. 纤支镜检查直视下发现气道异物。

6. 胸部 X 线摄片或 CT 扫描、磁共振检查怀疑或发现气道异物。

三、禁忌证

对于气管、支气管异物的病人,需要迅速手术抢救者,无绝对禁忌证。择期手术者,同硬镜检查、纤支镜检查的禁忌证。

四、操作前准备

气管、支气管异物内镜检查和异物处理的术前准备、操作方法,与硬镜和纤支镜的术前准备、操作方法基本相同。根据患者具体情况分别采用气管插管下纤维支气管镜检查术取出异物、直达喉镜或支撑喉镜下异物取出术、气管切

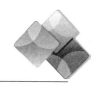

开+硬性支气管镜下异物取出术、纤维支气管镜下异物取出术。密切监测生命体征,给予吸氧,常规应用抗生素抗感染或预防感染,除雾化吸入同时静脉使用适量激素防止气道黏膜水肿。

五、操作方法

(一)硬镜的操作方法

1.患者一般取仰卧垂头位,常规消毒铺巾麻醉。

2.术者用直达喉镜暴露声门,然后在直视下将支气管镜通过直达喉镜送入声门区,再缓缓送入气管。

3.当已确定支气管镜进入气管后,撤出直达喉镜,然后在直视下插入支气管镜进行检查。

4.如果有高频通气机,则可将高频喷射通气管接上支气管镜。

5.逐一检查各气管、支气管,并在显示仪或镜内直视下看清异物的形状、位置与管壁的关系,选择适当的异物钳和最佳角度迅速张开钳叶钳夹异物,旋转钳口方向,使异物长轴与声门裂平行,以便异物通过声门时能受到钳叶的保护。将钳叶与支气管镜固定,明视下缓慢退出,至声门暂停,在吸气相声门张开时,至声门的后联合退出。

6.异物取出后仍应再次检查气管、支气管,确定无残留异物和健侧无异物后退出支气管镜。

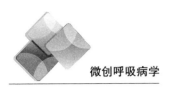

(二)纤支镜操作方法

1. 局麻后置入咬口器,纤支镜经口置入,看到会厌。

2. 在声门打开时,纤支镜自声门入气管,再到隆突,然后分别检查左右支气管。一般纤支镜检查先观察健侧支气管,后观察患侧支气管。

3. 看清异物后置入异物钳,选择合适的角度张开钳子,对准异物后钳住,钳异物时应注意异物的长轴与气管、支气管平行,将异物、异物钳和纤支镜一起缓缓退出。过声门时一定不要暴力拉出异物,以免异物脱落并堵塞健侧支气管,引起窒息,应在声门打开时,自声门的后联合退出。

六、并发症及处理

1. 喉水肿　一般术后30分钟即可出现,多在术后2～4小时内发生。在手术中应当注意动作轻柔、操作准确,既要取除异物,又要尽量减少刺激和损伤,注意术中、术后应常规使用皮质类固醇激素,以有效避免喉水肿的发生。大多数气管、支气管异物可经声门取出,但有以下情况时仍应考虑先行气管切开术:①呼吸困难严重、病情危急而接诊医院缺乏必要的设备条件者;②异物体积较大、形状或性质特殊,估计难以钳取或难以通过声门者;③术前已有明显声音嘶哑或异物长期停留于喉、声门下区,估计已有明显组织反应者。

2. 缺氧 充分麻醉,手术过程中给予吸氧、机械通气或高频通气机喷射给氧,有利于缓解患者缺氧。

3. 气胸和纵隔气肿 气胸和纵隔气肿,后果严重,救治不及时会引起死亡。当怀疑出现此类并发症时,应根据患者的情况暂停取异物,先予拍摄胸片确认气胸的存在和多少,轻度气胸一般可暂不作特殊处理,中重度应予抽气或胸腔闭式引流。若为纵隔气肿,应严密观察,必要时气管切开排气。

4. 出血 术前充分消除炎症和水肿,术中操作熟练,动作轻柔,可以减少此类并发症。如果出血太多影响视野,可予支气管内注入1%麻黄素或1/10 000肾上腺素溶液,局部用少量冰生理盐水冲洗,则可减轻出血。

5. 其他 如手术过程中患者出现心肺衰竭、抽搐、惊厥、麻醉意外或过量,应给予积极的对症处理。

七、相关知识

气道异物是一种严重的疾病,主要发生在儿童。大多数患者需要用气管、支气管镜取出异物。纤支镜和硬镜均可用于处理气道异物,两者各有其优缺点,应根据患者和异物的具体情况灵活运用。支气管镜下取异物手术前应了解异物的形状、大小、硬度,通过声门的难度等,并根据不同种类异物选择不同的异物钳,设计不同的手术方法。在临床上,由于患者的病情轻重不同、具体情况各异,而选择不同

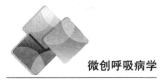

的器械、手术时机、麻醉方法。如果单用纤支镜取异物困难,可先插入硬镜,纤支镜经硬镜通道取异物;若患者无明显的呼吸困难,因并发支气管炎或肺炎出现高热,可在严密监护下抗感染及支持治疗,待一般情况改善后再行异物取出术;若患者就诊时已有呼吸困难、严重心衰、缺氧,应根据患者情况先气管插管或气管切开改善呼吸,纠正心衰,等情况稍好转再行气管、支气管镜检查;如果异物较大或锐利,不易通过声门,或异物多而且分散、患者病情危重,或取异物时异物脱落在声门下引起窒息,又无法立即取出,或者患儿较小、气道炎症水肿明显、估计手术时间较长,应及时气管切开,必要时机械通气。在操作中注意以下几点:

(1)术前充分做好准备工作。

(2)争取尽早取出异物。

(3)看准后再取。

(4)避免夹碎。

(5)取异物时要注意减少阻力。

(6)严禁钳拉支气管间隔。

(7)经过声门时严防滑脱。

(8)预防喉水肿。

总之,气管、支气管异物的内镜处理,只有术前做好充分的准备,掌握手术时机,选择合理的手术方法,才能顺利取出异物,有效地避免严重并发症的发生。

参考文献

［1］　ATHANASSIADI K, KALAVROUZIOTIS G, LEPENOS V, et al. Management of foreign bodies in the tracheobronchial tree in a-dults:a 10 year experience［J］. Eur J Surg,2000,166:920 – 923.

［2］　郭运凯,蔡霞红,谢鼎华,等.喉、气管及支气管异物诊治 20 年回顾［J］.中国耳鼻咽喉颅底外科杂志,2004,10:173 – 176.

［3］　刘鹤,张立强,何海贤,等.成人气管异物临床治疗的回顾性研究［J］.山东大学耳鼻喉眼学报,2007,21:71 – 73.

［4］　任秀敏.气管支气管异物 1368 例临床分析［J］.山东大学耳鼻喉眼学报,2008,22(6):560 – 562.

［5］　陈昶,高文,丁嘉安.病史隐匿的成人支气管异物 15 例分析［J］.中国临床医学,2003,10:188 – 189.

［6］　戴志辉,吴天清,廖晓彬.支气管镜诊治成人支气管异物 93 例［J］.西部医学,2009,21(2):245 – 246.

第六节　气道内激光消融技术的应用

一、目的

激光消融是以光能转化成的热能来毁损病变组织,使病变组织产生凝固、气化和炭化的一种治疗方法,这种方法包括以前所指的"激光凝固治疗(激光凝固术)""激光间质

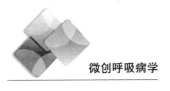

肿瘤治疗"等。

1. 呼吸困难 由于大气道的阻塞,患者出现严重的呼吸困难,甚至危及生命,解痉治疗无效,激光治疗是一项可供选择的紧急治疗措施,可立即使气道通畅或扩大气道内径,改善肺部通气,达到立竿见影的效果。

2. 咳嗽 气道阻塞引起的咳嗽是一种顽固性咳嗽,临床药物治疗效果差,严重影响患者的生活质量,通过激光消融后开通或扩大气道内径后,咳嗽可明显减轻。

3. 阻塞性炎症 气道阻塞,分泌物引流不畅,引起阻塞性肺炎,临床上抗生素效果不佳,可应用激光消融扩大气道内径,充分引流分泌物而改善阻塞性肺炎。

4. 出血 如前所述,激光可用来气道内止血,特别是在其他方法止血效果不佳时,如肿瘤引起的出血,可以应用Nd:YAG来照射止血。

二、适应证

1. 失去手术机会的进展期恶性肿瘤的姑息治疗,气道内生长的肿瘤导致大气道阻塞从而引起呼吸困难的患者。

2. 气管、支气管良性肿瘤包括错构瘤、乳头状瘤、息肉、软骨瘤、脂肪瘤、纤维平滑肌瘤、纤维瘤、子宫内膜异位症、支气管结石、硬结病、血管瘤、神经鞘瘤等。

3. 气管、支气管肉芽肿主要包括手术缝线及气管切开金属套管等引起的异物性肉芽肿、结核性肉芽肿及炎性肉芽肿等。

4.器质性气管、支气管狭窄主要由于气管切开或气管插管、白喉、外伤、支气管内膜结核等原因引起的瘢痕性狭窄。

5.其他如气管、支气管内出血、气管—支气管瘘管、气管、支气管内膜非典型增生等。

三、禁忌证

气道肿瘤导致气管—食管瘘时,消融治疗极易造成穿孔。接受过数个周期的大范围放疗的患者,因放疗可引起气道壁软化变形,若再行消融治疗也容易穿孔。

1.气管、支气管腔外压性狭窄主要由纵隔肿瘤、淋巴结结核、肺叶萎缩等引起,消融治疗会造成气管、支气管壁穿孔,是消融治疗的绝对禁忌证。

2.气道长距离漏斗状狭窄伴黏膜下浸润时,消融治疗的效果较差。

3.气道完全闭塞时,消融治疗也很棘手,术前必须评价阻塞的路径和阻塞远端的情况,否则易致管壁穿孔。非完全性气道闭塞的病例,消融治疗前必须评价阻塞远端肺组织的功能,如果远端肺组织丧失气体交换能力,则消融治疗已没有必要。

4.消融治疗肺上叶病变时要特别小心,由于该位置接近大血管,不慎易致大出血。

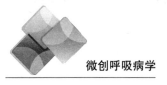

5.小细胞肺癌和淋巴瘤呈弥漫性病变,也常累及大气道,化疗可取得良效,选择消融治疗应掌握好时机。

6.患者的出血素质、电解质紊乱、低血压状态、严重感染等均为禁忌证。

四、操作前准备

1.术前评估,对患者的一般情况、凝血指标和心肺功能均应评价。

2.根据影像学资料全面了解病变的部位、范围,必要时提前进行一次普通纤支镜检查以了解腔内病变形态。

3.术前常规禁食、禁饮。

4.可局麻或全麻,但在全麻下操作更好。

5.监测心电、呼吸、血压、指脉血氧饱和度。局麻者鼻导管低流量吸氧,全麻者使用麻醉机施行呼吸支持,激光消融时宜暂停给氧及机械通气,如果氧饱和度下降,可给予小于40%氧浓度。

五、操作步骤

当纤维支气管镜插至可见病变处,光导纤维自支气管镜的工作通道进入,镜下见光导纤维伸出工作通道远端不少于1cm时,可用可见红光定位,设定功率一般为20～40W,在离消融目标4～10mm处照射Nd：YAG激光,每次照射0.5～1秒,间隔0.1～0.5秒。能量设置视病灶大小而定,较大病灶宜分次照射较为安全,每次治疗间隔 1～2 周。

操作的终点为:①使较小病灶完全气化消除;②病灶充分凝固,然后坏死脱落,坏死组织通过负压吸引被吸出、被活检钳清除或术后患者自己咳出。

六、并发症及处理

1. 低氧血症　相对较常见,术中及术后早期均可出现,应在术前向患者及家属讲明,主要原因是组织坏死、出血,并刺激气道产生大量分泌物导致气道不畅所致。若在术中出现低氧时,应停止激光消融,同时加强给氧,清理呼吸道保持其通畅,必要时以呼吸机维持通气。术后出现低氧则应加强气道管理,术后 48 小时内行纤支镜检查清除气道内未排除的坏死组织和分泌物。

2. 大出血　恶性肿瘤常见,操作中若在气管部位大出血,应立即停止激光治疗,取患侧卧位,尽快清除远端支气管血块,并以机械通气保持呼吸道通畅,血止后再继续激光消融治疗,此时激光治疗宜从病变远端开始逐渐转向近端。

3. 气胸及纵隔气肿　少量气胸无须特殊处理,气胸严重则抽气或胸腔闭式引流。

4. 气道及食管穿孔　严格控制激光功率及照射深度。

5. 氧燃烧　使用激光治疗时应注意降低吸氧浓度或不吸氧,控制激光的功率,激光光导纤维伸出纤支镜工作通道

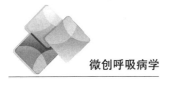

远端至少1cm,延长间隔时间。氧燃烧一出现则撤离纤支镜及光导纤维和呼吸机,以免损坏。

6.心血管系统并发症　老年患者易出现。

7.发热　均为短暂性。

8.其他　如呼吸衰竭、呼吸困难加重等,呼吸困难加重主要发生于隆突及双主支气管病变。

七、相关知识

激光的原理早在1916年已被著名的美国物理学家爱因斯坦发现,但直到1958年激光才被首次成功制造。激光是在有理论准备和生产实践迫切需要的背景下应运而生的,它一问世,就获得了异乎寻常的飞快发展,激光的发展不仅使古老的光学科学和光学技术获得了新生,而且也促进了新兴产业的出现。

组织接受激光照射后出现的生物效应与组织内温度的高低有关,而温度是由激光本身的波长、脉冲持续时间、功率、能量密度、输出方式等物理特性和受照射生物组织本身的光热物理特性而定的。激光的波长越短,其组织穿透力越小,也就是说能消融更小体积的生物组织。

总之,激光消融是肿瘤微创技术治疗的一个新兴领域,其安全性及有效性已基本得到证实,但大规模的随机多中心临床实验尚未有效开展,同时也缺乏治疗后长期疗效的相关随访研究,因此目前国际上尚无相关治疗的标准指南。

参考文献

[1] AHRAR K,GOWDA A,JAVADI S,et al. Preclinical assessment of a 980 nm diode laser ablation system in alarge animal tumor model [J]. J Vasc Interv Radiol,2010,21(4):552 – 561.

[2] 俞理.影像技术引导下激光消融治疗肿瘤[J].中国介入影像与治疗学,2011,8(3):247 – 249.

第七节　高频电刀与氩气刀技术在呼吸道微创诊疗中的应用

一、目的

目前,高频电刀(electrocauterization)不仅在直视手术中应用广泛,而且在各种内镜手术中也得到越来越多地运用。高频电刀可同时进行凝固、止血和气化病变组织,便于在内镜中摘取病变组织进行活检。其原理主要是将人体作为一种导体,以电极将高电流密度的高频电流聚集起来,让电能转化为热能,直接切割与有效电极尖端接触的组织;当与有效电极相接触或相邻近的组织或细胞的温度上升到细胞中的蛋白质变性的时候,便产生凝血,同时能够在较短的时间内,以较低温度使组织凝固。其效果是由波形、电压、电流、组织的类型和电极的形状及大小来决定的。高频电

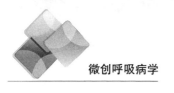

灼在呼吸道微创诊疗中主要用于治疗肿瘤和非肿瘤性气道狭窄。

二、适应证

1. 大气道腔内的良性肿瘤（不包括血管瘤）。

2. 气道内生长的肉芽肿性病变：包括感染性肉芽肿和非感染性肉芽肿病变。对于结核性肉芽肿患者处于活动期时，应该在抗结核治疗 2 个月后再行局部电灼。

3. 手术、外伤瘢痕引起的局部气道狭窄。

4. 不能耐受外科手术的大气道恶性肿瘤合并气道狭窄和阻塞。

5. 纤支镜可视范围内的气道黏膜活动性出血灶。

三、禁忌证

1. 气道内血管瘤。

2. 外压性气道狭窄。

3. 已植入心脏起搏器的患者。

4. 气道重度狭窄、心、肺功能差不能耐受纤支镜检查者，可以行硬质支气管镜进行操作（需全麻）。

四、操作前准备

1. 术前评估，对患者的一般情况、凝血指标和心肺功能均应评价。

2.根据影像学资料全面了解病变的部位、范围,必要时提前进行一次普通纤支镜检查以了解腔内病变形态。

3.术前常规禁食、禁饮。

4.可局麻或全麻,但在全麻下操作更好(病变位于气管或左右主支气管者,或一般情况较差者,建议采用全麻下硬质支气管镜治疗)。

五、操作步骤

1.患者取平卧位,在与病灶相对应的背部放置电极板,在电极板上垫上生理盐水棉垫,并直接与患者的背部皮肤接触。按要求连接好发射电极、电极板、地线。

2.支气管镜到达病变部位近端附近后,从工作通道插入高频电极,电极头应保证伸出工作通道远端至少1cm。

3.使用电刀时,从小功率开始,逐步加大,一般为20~40W,逐层切割,切割时注意观察病变范围和病灶出血量的多少,尽可能不接触正常组织,以免损伤。

六、并发症及处理

1.出血　电烧灼治疗气道恶性肿瘤时易出血。

2.气胸或纵隔气肿　操作时损伤气管致穿孔时,可出现气胸或纵隔气肿。所以若是全麻出现此并发症概率小,而局麻操作时应嘱患者配合,避免咳嗽,操作时仔细区分病灶和正常组织的界限,治疗时逐层进行电灼。

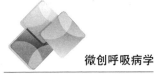

3.感染 电烧灼后病变组织坏死、凝固,气道受刺激后产生分泌物增多,均会导致气道阻塞。电烧灼治疗后48小时内应复查纤支镜,及时清除坏死物,并观察气道恢复情况。

4.窒息 操作时肿瘤脱落于气道和大出血都可能导致窒息,故对于较大的瘤体应分次处理。

5.气道、食管穿孔 电烧灼治疗深度太深,病灶与正常组织分辨不清,治疗时有可能损伤气道和食管,严重时可引起穿孔。

6.心血管系统 特别对有心血管疾病或老年患者应做好心电监护。

7.氧燃烧 由于电烧灼时局部可产生火花,如果患者又吸入高浓度的氧,则可引起氧燃烧、爆炸。因此,电烧灼时应低浓度吸氧。

8.纤维化 电烧灼治疗后,局部组织可能出现纤维化。

七、相关知识

1982 年,日本医师 Sdachi 和 Takeda 经纤维支气管镜应用高频电灼切除气管内的良性肿瘤获得成功,开创了高频电灼在呼吸系统中应用的先例。此后,肺癌患者成为呼吸科高频电灼微创治疗的主要对象。这主要有两方面:一是晚期肺癌侵袭大气道,高频电灼可以迅速开通气道,提高患者的生存质量,起到激光治疗的同等效果;二是局限于气

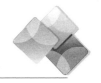

管和支气管内膜的微小浸润癌,高频电灼治疗可以获得长期生存和痊愈,但目前已被光动力疗法所取代。

　　1984 年,我国学者开始采用高频电灼治疗气道内各种良、恶性病变。经过 20 年的实践和发展,高频电灼和激光、冷冻、射频、微波等一样,成为治疗气道内良、恶性病变的有效手段之一。近年在普通单极高频电极的基础上发展成一种氩离子薄层电凝(argon plasma coagulation,APC)技术,与常规电极发射治疗相比更适用于快速止血和浅表组织的凝固坏死。

参考文献

[1] COSGROVE S E,RISTAINO P,CASTON – GAA A,et al. Caveat emptor:the Role of suboptimal bronchoscope repair practices by a third – party vendor in a seudo – outbreak of pseudomonas in bronchoalveolar lavage specimens[J]. Infect Control Hosp Epidemiol,2012,33(3):224 – 229.

[2] SZLUBOWSKI A,SOJA J,KOCON P,et al. A comparison of the combined ultrasound of the mediastinum by use of a single ultrasound bronchoscope versus ultrasound bronchoscope plus ultrasound gastroscope in lung cancer staging:a prospective trial[J]. Interact Cardiovasc Thorac Surg,2012,15(3):442 – 446.

[3] S AQUINO S L,PIYAVISETPAT N,et al. Fale – positive FDG positron emission tomography uptake in nonmalignant chest abnormalities[J]. Am J Roenygenol, 2004, 182(4):983 – 989.

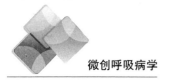

［4］ FRANCIS D,SHESKI M D, MATHUR P N. Endobronchial elec-
trosurgery:argon plasma coagulation and electrocautery[J]. Semi
Respir Crit Care Med, 2004, 25(4):367 - 374.

［5］ USKUL B T,BARAN R,TURAN F E,et al. Endoscopic removal
of a chondromatous hamartoma by bronchoscopic electrosurgical
snare and argon plasma coagulation[J]. Monaldi Arch Chest Dis,
2007, 67(4):238 - 240.

［6］ ALTIN S,DALAR L,KARASULU L,et al. Resection of giant en-
dobronchial hamartoma by electrocautery and cryotherapy via flexi-
ble bronchoscopy [J]. Tuberkulozve Toraks Dergisi, 2007, 55
(3):390 - 394.

第八节　气道内等离子射频治疗的应用

一、目的

气道内等离子射频消融(plasma radiofrequecy ablation,
PRA)技术利用电磁波 460kHz 作用于气道组织,使组织内
大量等极性分子及带电粒子(如:水分子)在磁场中高速运
动,温度迅速升至 60 ~ 80℃,从而产生等离子体场效应作
用,致使病变组织细胞分解成氧化物及碳水化合物,进一步
使组织瘢痕收缩或脱水性凝固,使组织蛋白质凝固、消融,
最后达到止血、治疗或者完成剥离切除组织的功能,又不至

于使组织炭化,起到保护纤维内镜及保护电极的目的。

二、适应证

1.气道内良性肿瘤。

2.气道内恶性肿瘤。

3.气道狭窄(原则上包括各种恶性原因所致气道狭窄,近年来在阻塞性睡眠综合征的治疗中应用较广泛)。

4.气道内出血(推荐直视下,不推荐非直视下各种支气管或者肺内出血治疗)。

三、禁忌证

1.肺功能严重损害,不能耐受检查者。

2.心功能不全、严重高血压或心律失常者。

3.全身状态或其他器官极度衰竭者。

4.出、凝血机制严重障碍者。

5.哮喘发作或大咯血。

6.纵隔肿瘤及淋巴结结核所致的外压性气道狭窄。

7.心脏安装起搏器的患者。

8.麻醉药过敏、不能用其他药物代替者。

四、操作前准备

1.熟悉胸部 CT 解剖结构及淋巴结分布、纤支镜检查及病理结果。

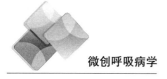

2. 术前查凝血 4 项、血常规及心电图。

3. 术前 6～8 小时禁食水、术前半小时排空大小便。

4. 给予安定或丙泊酚或者咪达唑仑镇静麻醉，必要时在放喉罩或者气管插管下进行。

五、操作步骤

1. 术前准备病人应常规拍摄正、侧位胸片和薄层 CT 扫描片，以明确病变的大小和位置，术前 6～8 小时禁食，应了解有无心律失常和心肌供血情况，应作凝血象检查，包括出血时间、凝血时间及血小板计数等，以排除凝血机制障碍导致术中大出血的可能。

2. 必须做好吸氧的准备，必要时予鼻导管或鼻塞吸氧，并连续监测血氧饱和度，与病人及病人家属签订手术同意书。静脉输液可为术前、术中提供一条静脉给药的通道，并予以局部吸入麻醉或者全身给药（咪达唑仑和芬太尼）。

3. 经鼻或者口腔插入纤支镜，迅速准确到达病变部位，清理气道分泌物，必要时给予灌洗。

4. 对息肉样肿瘤治疗，分有蒂及无蒂两种情况：

（1）有蒂：充分凝固蒂部为主，绕蒂环形凝固，插入电极至肿瘤蒂部或者息肉样腺瘤中心融断蒂部，及时取出，或用套扎式电极将蒂套扎牢固后迅速及时取出，不让其自行脱落咳出，避免气道堵塞发生窒息。

（2）无蒂：因基底部宽大，不能一次性取出，需要选择

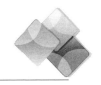

肿块的中间段,进行多点插入电极进行凝固,让凝固坏死肿块自行脱落后再对残部彻底消融,3~4天进行一次。

5. 对恶性肿块,参照第4条进行,术中出血直接使用射频探头点击凝固止血,功率不能高,可使用2~3档,根据恶性肿瘤生长速度快的特点,建议射频消融治疗后联合化疗,以达到延缓肿瘤生长速度,避免再次堵塞气道出现呼吸困难,考虑上述情况,必要时建议术后置入气道金属支架,保证气道通畅,从而提高患者生存质量。

6. 对于已经出现的气道狭窄,建议等离子射频消融治疗达到气道通畅后,尽快置入金属支架,同时根据肿瘤评分决定是否配合放、化疗;若是因切开气管后,新生肉芽组织再次致气道狭窄的,可用等离子射频凝固回缩的方法达到减轻或除去狭窄的目的,即使用针式电极环形包绕狭窄部位给予凝固。术后考虑可能短期内出现组织水肿,从而加重呼吸困难,一旦出现,建议行气管插管,时间2周内(具体视患者呼吸困难缓解程度而定)。

六、术后处理

1. 术后禁食、禁水3小时。

2. 术后常规监测血压、血氧饱和度及心电24小时。

3. 术后可常规给予止血治疗,保持呼吸道通畅,必要时机械通气。

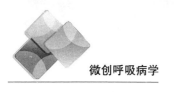

七、并发症及处理

1. 低氧血症或者呼吸衰竭　因操作技术要求高,故操作时间尽量不要太长,时间过长或者暴力操作,可能导致气道痉挛,出现一过性低氧,甚至呼吸衰竭,故要求技术娴熟,术前吸氧,做好抢救等相关措施,比如呼吸机等,一般4~6小时后患者基本情况能得到良好改善。

2. 出血　出血在治疗肿瘤过程中在所难免,因肿瘤血供较丰富,但是射频治疗本身较激光或者电刀出血少,同时在出血时可调至低档止血。

3. 食管、气道穿孔或者纵隔气肿、气胸　上述并发症较少,有赖于射频治疗的优点,每次消融范围不大,不易出现炭化,同时手术视野清晰,故对术前良好的麻醉及操作人员娴熟的技术要求较高,术后常规监测6小时。

4. 心血管事件　术中多采用局麻,故患者在清醒状态下,因紧张及操作中出现不适感后继而出现的心率增快、血压不稳定,甚至在没有完善检查过程中,患者出现未曾预知的心肌梗死及其他呼吸暂停事件,需要立即给予处理,故要求对发生过心血管不良事件的患者慎重考虑是否有检查的禁忌证。

5. 窒息　在处理较大肿瘤或者操作中出现大咯血的情况,患者容易窒息,目前我科室经过长期对患者的观察,建议术前备好呼吸机,做好急救准备,另一方面要求做好术中

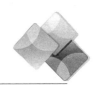

预判,对于已经确诊或者高度怀疑恶性肿瘤患者,可术前行血管微创,对肿瘤相关性血管进行栓塞,达到阻断供血丰富血管,可大大减小出血及窒息风险,但是涉及技术含量及费用稍高。

八、相关知识

低温等离子射频消融(PRA)是近年来出现并应用于气道内的一项技术,在此之前出现的气道微创治疗有激光、高频电灼、微波、光动力等技术,但是因微波、激光及高频电灼等技术局部温度过高,易导致气道内氧燃烧,故等离子射频治疗优点在于仪器轻便、操作简单、无炭化、无烟雾,热损伤最小,尤其是剂量掌握准确大大改善了治疗环境。

射频在医学界运用较早,尤其在体表及上气道等领域技术已经相当成熟。20世纪初期开始应用于体表小肿瘤的治疗,20世纪90年代在CT扫描引导下广泛应用于肝癌、肺癌、前列腺癌、肺癌等实体肿瘤,经过技术改善后,近年来经内镜应用于气道病变治疗。

临床医生应根据病人的实际情况合理地选择治疗方法,毫无疑问,PRA在治疗早期肿瘤不是首选,但是肺癌发现确诊时晚期居多,且肺癌病人出现年龄偏大,对常规手术、化疗及放疗耐受能力有限,对于有意愿保守、姑息治疗的患者可选择气道内等离子射频治疗,同时兼顾节省费用和减轻病人的痛苦。

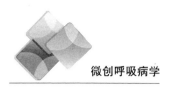
参考文献

[1] JEONG S U, AIZAN H, SONG T J, et al. Forward – viewing endo-scopic uitrasound – guided NOTES interventions：A study on peritoneoscopic potential [J]. World jounrnal of gastroenterology：WJG,2013,19(41)：7160 – 7167.

[2] LIU R, WU P, YANG L, et al. Inductively coupled plasma mass spectrometry – based immunoassay：A review[J]. Mass spectrometry reviews,2013.

[3] WANG Y, XIONG Q, YE Z. et al. Practicability and safety of laser – assitedreduction surgery [J]. Journal of biomedical optics,2013,18(11)：118002.

[4] HONDROGIANIS E M, EHRLINGER E, POPLASKI A, et al. Use of laser ablation – inductively plasma – time of flight – mass spectrometry to identify the element determine the geographic origin by discriminant function analysis[J]. Journal of agricultural and food chemistry,2013,61(47)：11332 – 11337.

[5] 梁武东.等离子射频治疗阻塞性睡眠呼吸暂停低通气综合征临床疗效[J].中国医师进修杂志,2011,34(18)：60 – 61.

[6] 杨志勇,杨兵,杨立新,等.鼻内镜下微波与低温射频消融治疗鼻出血疗效比较[J].医学信息,2013(19)：103 – 104.

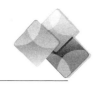

第九节　经支气管镜冷冻方法处理气道疾病

经支气管镜冷冻治疗于 1995 年开始应用于气道内疾病的治疗。冷冻治疗是将一氧化氮、二氧化碳、液氮通过导管送到组织局部,利用组织细胞在 -20℃以下变性、坏死等机理,使细胞冻损和微血栓形成,致细胞死亡的一种方法。一氧化氮贮于高压瓶中,为目前冷冻治疗常用制冷剂。临床应用时在两次治疗间隔为 5~10 天,因为此时第一次治疗的坏死组织已清除。为达到最大的治疗效果,常需 2~4 周的疗程。

一、目的

与其他热消融方法(如激光、高频电刀、氩气刀等)一样,冷冻疗法可作为处理气道肿瘤阻塞的一个选择。对气管—支气管腔内阻塞的恶性肿瘤,冷冻疗法确切、安全、操作简单、费用低。对气管、支气管良性病变也可行冷冻治疗。与热消融类方法相比,在处理气道病变中,可结合热消融,起到互补的作用。

二、适应证

1.气管、支气管腔内恶性肿瘤的姑息性切除。

2.腔内肿瘤再生长所致阻塞。

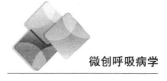

3. 气管内早期肿瘤的根除。

4. 良性肿瘤的切除。

5. 气管、支气管结核及手术、外伤、支架置入后等所致的气道内肉芽或肉芽肿瘤病变。

6. 气道血块、黏液栓、异物等的清除或摘取。

7. 气管内的活动性出血时用于止血。

8. 冷冻治疗可联合热消融(激光、高频电刀、氩气刀等)共同处理气道病变。

9. 气道内较大及易出血的肿瘤组织取活检。

三、禁忌证

1. 主支气管狭窄过于严重。

2. 全身状态极差或其他器官极度衰竭者。

3. 哮喘发作或大咯血。

4. 麻醉药过敏、不能用其他药物代替者。

四、操作前准备

1. 患者胸部 CT 扫描。

2. 了解病人病情、仔细阅读 CT 扫描片。

3. 其余同普通纤支镜检查。

五、操作步骤

1. 术前准备:与经支气管镜检查的术前准备类似。

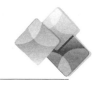

2. 麻醉：可行局部麻醉或全身麻醉，一般局部麻醉经可弯曲支气管镜行冷冻治疗病人耐受较好，如较敏感患者或操作时间较长时，可予镇静药（咪达唑仑等）和麻醉药（芬太尼或丙泊酚）。如果是应用冷冻方法取异物或需行冷冻切除时，通常经口进镜，以免冷冻探头进出鼻腔时粘住鼻黏膜。

3. 支气管镜检查：同普通纤支镜检查，寻找病变部位，及了解周围情况，选择好冷冻治疗的部位。

4. 冷冻探头经支气管镜通路进入后到达病变，将探头对准并接触病变部位，稍加压力后将探头适当深入组织中。注意探头的金属端应离开支气管镜末端5mm以上。

5. 启动开关冷冻开始进行冻切时，见到探头开始结冰后5～10秒内拔出探头，把粘在探头的组织一起拔出。如冷冻明显时不易拔出，需稍停止冷冻复温，迅速拔出，继续停止冷冻，探头与组织分离。如此反复对深部的组织进行冻切，直到把病灶切除。如病灶较大、操作时间较长，可分次进行冻切。在进行冻融治疗时，探头接触目标组织后，开始冷冻，通常30秒内可形成冰球，立即停止冷冻，冰球融解，组织复温。硬质探头行冷冻—融解，一般需要30秒左右，可弯曲探头复温需要的时间为1～2分钟。继续在原来的部位或临近部位再次进行冷冻—融解，直至覆盖整个病灶。同一部位进行多次的冷冻—融解可取得较好的效果。在操作过程中，应注意及时清理气道，特别是治疗部位分泌

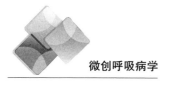

物,使探头的低温尽可能地传至组织中。

6.在冷冻结束后,当时可以使用活检钳清除部分坏死组织。一般在1周左右进行复查,进行疗效评价,同时并对表面的坏死组织进行清理,必要时再次进行冷冻治疗。

六、并发症

经支气管镜腔内冷冻的并发症很少,文献报道的病例无出血、咯血、水肿等并发症,有报道部分病例可有轻度发热、极少数患者发生心律失常,但这在普通纤支镜检查也可见到。总的来说,冷冻治疗的疗效及并发症与操作者的情况及患者病情有密切关联。

七、相关知识

(一)冷冻治疗基本原理

冷冻损伤发生在包括分子、细胞、组织、器官和整体等多层次不同水平。影响效果的因素也很多,如冷却的速度、最低温度、复温速度、重复次数等。且不同组织对冷冻的敏感性也不同,如皮肤、黏膜、肉芽组织较敏感,而脂肪、软骨、纤维或结缔组织对冷冻耐受性较好。冷冻的敏感性又与组织的含水量有关,如黏膜、肉芽组织等。一般肿瘤细胞比正常细胞对冷冻更敏感。通常应用制冷物质及冷冻器械所产生的低温,作用于人体治疗疾病叫冷冻治疗。

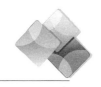

1. 冷冻对细胞的损伤机制　悬浮液的细胞在冷冻过程中可发生以下的理化改变:①虽然细胞质的冰点在-2.2℃,温度在-5℃,细胞和悬浮液保持液体状态。②温度在-15～-5℃时,在此温度之间,细胞损伤程度取决于冷却速度;细胞外液体已经形成结晶,细胞内的胞质成分仍处于冰点温度下的未结晶状态。③当温度降至-15℃以下时,细胞将形成固体状态或完全结晶。

在反复冷冻、溶解过程中,细胞内和细胞外将同时结晶,由于冰晶碾磨作用,造成了细胞内细胞器的严重损伤。故冷冻导致了细胞损伤和死亡。

2. 冷冻对组织的损伤机制　冷冻后的几分钟至几小时内,冷冻区域出现微血管血栓形成从而导致组织缺血和梗死,其主要机制为:①动静脉血管收缩;②血管壁渗透性增加;③血管内皮细胞损伤;④毛细血管静水压下降;⑤血管黏稠度增加,血流速度减慢,最后导致血小板血栓形成。上述机制也是冷冻可止血的作用机制。

(二)冷冻治疗的设备与器械

1. 支气管镜　硬质支气管镜及可弯曲支气管镜均可行支气管腔内冷冻治疗,硬质支气管镜口径较大,可选用直径较大的冷冻探头。对于病变范围大的可直接使用硬质支气管镜。如病变在支气管段,病变较小或仅为取活检时,应选用可弯曲探头,依探头的大小可选用工作孔径直径为

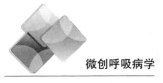

2.0mm 或 2.8mm 的支气管镜。

2.冷冻机　冷冻机由三部分组成:制冷源、冷冻探头、控制装置。

(1)制冷源:目前常用制冷剂为二氧化碳(CO_2)和一氧化二氮(N_2O)、液氮。其工作原理是通过 Joule - Thompson 效应,即高压气体通过小孔后膨胀大量吸收了周围热量,使探头及其组织急剧降温。如 CO_2 冷冻探头的顶端温度可达到 $-79℃$, N_2O 探头温度可到 $-89℃$,均可使组织温度降至 $-30℃$ 以下,达到细胞坏死所需的 $-40 \sim -20℃$。

(2)冷冻探头:常用可弯曲冷冻探头和硬直探头。组织的温度下降与离开探头的距离成反比,从探头末端后退1mm,其温度上升 10℃。可弯曲探头的直径 1.9 ~ 2.6mm,硬直探头的直径为 3 ~ 5mm,甚至更大。硬直探头由于直径较大,冷冻的效率较高,速度较快。专家们对冷冻探头也进行了各种改造,如周围不传热探头、成角的、顶端的,以适用不同气道内的病变。

(3)控制装置:冷冻机控制装置是通过脚踏开关来控制制冷时间。

(三)冷冻方法

根据冷冻的时间及目的不同分为两种方法:

1.冷冻切除(冻切法)　利用冷冻探头接触组织后制冷,局部组织形成低温,组织内的水分凝固成冰态,与探头

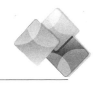

粘连成一体后,快速拔出,是病变组织(或异物)切除或摘取的方法。组织较大时,需要反复多次冻切。

2.冷冻融解法(冻融法)　利用冷冻探头接触组织,在组织中形成低温并维持一段时间,然后复温后可融解,反复多次达到使局部组织细胞坏死、脱落。适用于阻塞不严重、不需要迅速缓解气道梗阻的病变,如肉芽、肉芽肿病变、肿瘤等。

(四)经支气管腔内冷冻治疗的优势

与激光和氩气刀(argon plasma coagulation,APC)相比具有以下优点:

1.更容易控制深度,穿孔性小;不损伤软骨;因没有高频电效应,可用于心脏起搏器患者;无失火危险;不损伤支架,可用于安支架后,支架内良、恶性组织增生的危险。

2.冷冻治疗可用于激光治疗难以触及的病变,且激光治疗需专门培训,而冷冻治疗不必要,且对于小气道内的病变治疗不需要直视操作。

(五)展望

冷冻治疗联合化学治疗及放射治疗处理气管、支气管肿瘤。有研究表明,在冷冻后行化疗是比较有效的,冷冻治疗后可使化疗药物迅速聚集在肿瘤周围,一些研究显示,化疗药物的浓度在冷冻区域和相邻的区域是较高的,对肿瘤

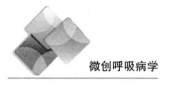

的治疗作用超过了单纯化疗及冷冻治疗。且肿瘤的类型不影响此效应。也有研究提示：冷冻治疗和放疗有协同作用。

参考文献

［1］ YARMUS L,FELLER－KOPMAN D. Bronchoscopes of the twenty－first century［J］. Clin Chest Med,2010,31(1):19－27.

［2］ 李强. 经支气管镜支气管腔内的冷冻治疗［M］//李强. 呼吸内镜学. 上海：上海科学技术出版社,2003;298－307.

［3］ 柯明耀. 经可弯曲支气管镜实用微创治疗技术［M］. 厦门：厦门大学出版社,2011: 76－81.

第十节 气道支架的临床应用

一、目的

气道内支架置入是20世纪90年代发展起来的新技术,该技术的诞生使临床上器质性气道狭窄的治疗方法发生了革命性变化。临床上我们会遇到各种原因造成的气道狭窄,包括气道外压性狭窄、气道自身疾病导致的狭窄、软骨破坏使气道失支持形成的狭窄等等。支架短期置入气道可为患者的进一步治疗提供通气保障;对于一些经保守治疗不能缓解狭窄且无手术指征的患者,支架则成为长期的需要。随着医疗技术的进步,支架的品种日益丰富,并随着操作技能不断提高,气道内支架置入技术逐渐成为操作简便、疗效可靠、治疗大气道狭窄的重要方法,并且显著地改善了患者的预后。

二、适应证

1.恶性疾病所致的气管、支气管狭窄。

2.良性疾病所致的气道狭窄。

3.气管—食管瘘。

三、禁忌证

本操作无明显禁忌证。

四、操作前准备

1.选好支架的型号,保证支架的长度超过狭窄病变两端1cm以上。

2.狭窄气道的体外定位。

3.确定麻醉方式的选择。

4.确定选择硬镜还是纤支镜进行。

五、操作步骤

气道支架的放置方法繁多,部分支架还附有专用的放置系统,操作需具备一定的设施和材料。总的来说支架的放置方法归纳为两类,即经硬镜放置或经纤支镜放置,第一

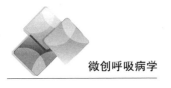

种需用全身麻醉,后一种应用局麻方法。

(一)经硬镜放置 palmaz 球囊扩张型不锈钢支架

1. 术前通过影像学和纤支镜检查确定患者的气道狭窄长度、程度及组织弹性以选择合适的支架,支架的长度需超越狭窄 1cm 以上。

2. 全身麻醉。

3. 给患者置入硬镜接呼吸机机械通气。

4. 通过硬镜置入纤支镜至狭窄部位,再通过纤支镜工作道送入专用的金属导丝。

5. 通过导丝导入套上 palmaz 支架的球囊导管至狭窄部位,定位准确后,用压力注射器向球囊注入生理盐水使球囊扩张,扩张的球囊将支架膨胀撑起狭窄的气道壁。支架扩张的全过程可在纤支镜直视下进行。

6. 用注射器抽去球囊内的液体使球囊塌陷,抽去球囊后用纤支镜观察,如管腔畅通则完成放置,若远端尚有狭窄则在其远端加置支架至气道完全畅通。

7. 撤去纤支镜和硬镜,麻醉师撤去麻药,待病人苏醒后结束放置过程。应用全麻下放置支架有定位准确、病人不适感轻微、安全的特点,目前的全麻药物代谢快,副作用亦少。

(二)经纤支镜放置国产镍钛自膨胀网状支架

1. 局麻:2%利多卡因喷雾麻醉。

2.经鼻插入纤支镜。

3.在 X 线监视下根据纤支镜插入深度进行狭窄气道近端和远端的体表定位,一般用不透 X 线的标志物。

4.自纤支镜工作道内插入引导钢丝,钢丝越过狭窄部位,退出纤支镜。

5.将镍钛支架放于冰水中使其变软,并装入专用的置入器内。

6.将置入器沿导引钢丝插入气道,在 X 线监视下送至狭窄部位,支架的近、远端在 X 线下清晰可见,参考原体表标志把支架的位置移动至适当位置。

7.拔出导引钢丝后释放支架,支架遇热膨胀,退出置入器。

8.经纤支镜复查支架的位置,如塑形良好、气道通畅则完成放置。

本方法简单、费用低,但对患者刺激较大,部分病人咳嗽反射强烈,易导致定位不准确,有一定的危险,需高度重视。

六、并发症及处理

(一)术后近期(2 周内)并发症

1.喉痛　患者术后均有喉部较剧烈的灼热样疼痛,影响吞咽,3 天后症状减轻,1 周后全部消失,与气管插管和硬镜损伤有关。

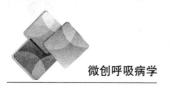

2. 感染和病变局部痰液潴留　经全身应用抗感染药物及纤支镜协助排痰后治愈。

3. 少量咯血　1 周内自愈。

4. 皮下气肿　术后第 2 天出现左侧颈部和胸壁皮下气肿,可自行消失。

5. 支架移位　与操作者选择支架的膨胀直径过小、长度不足、未超越狭窄部位两端 1cm 以上等因素有关。如支架向远端移位,可经纤支镜活检钳牵引加球囊扩张后复位。

6. 心力衰竭　与长期气道狭窄引起缺氧时间过长、全麻后心脏负荷增加有关。术后维持机械通气改善全身氧供和对症处理后能治愈。

(二)远期(2 周以上)并发症

1. 支架腔内肉芽或肿瘤组织生长　主要发生于金属网状支架,增生的组织通过支架网眼向支架腔内生长,形成新的气道狭窄。应用激光、电灼等消融技术可有效地除去增生组织。如无条件作激光消融术的单位,可在支架腔内再放置支架以解除致命的狭窄,同时预防感染。

2. 支架移位　原因包括支架外部的压迫、病变组织的继续发展、反复和剧烈的咳嗽、反复的排痰障碍致多次纤支镜操作等。部分化、放疗后患者亦可因狭窄情况改善,原有的组织增生和水肿消退而造成支架移位。此外,支架型号选择不当,不能牢固地固定于狭窄部位也可造成移位。当发现支架已移位,处理包括取出支架,需要时再置入;局部炎症水肿明显时,应尽可能在消除炎症后放置支架;如不宜取出,则选用可置换的硅酮支架。

3.支架远端分泌物阻塞 支架的放置影响气道的纤毛活动,并使气道在呼吸周期的舒缩功能丧失(这种空气动力学作用对气道排痰功能起重要作用),分泌物易潴留于支架的远端。如果患者年龄大,肺部病变严重,肺功能差,分泌物则更难排除。因此,放置支架后应常规给予抗感染治疗,鼓励患者咳嗽,经常雾化吸入,必要时使用纤支镜协助排痰。

4.出血 支架压迫周围大血管造成侵蚀、糜烂而出血是支架术后凶险的并发症,与选择的支架型号过大有关。常见于气管支架置入患者,发生极为快速,死亡率极高。临床上只能预防,即选用型号相对小的支架置入。

5.支架置入后再狭窄 近期报道,支架置入后48小时内,患者突然出现严重的呼吸困难,急诊纤支镜检查发现支架表面覆盖一层厚的白色坏死组织,堵塞管腔,严重影响通气。以肿瘤病人多见,原因是支架扩张后压迫肿瘤组织并形成坏死,组织水肿后堵塞支架通道。处理靠急诊纤支镜清除支架表面坏死组织,改善通气。支架置入时不宜选用过大型号的支架。

6.瘘管形成 部分与支架本身的压力有关。可选用硅酮和带膜支架,如瘘管较大可行外科手术治疗。

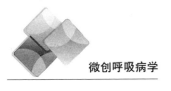
七、相关知识

气道支架是一个治疗气道狭窄、维持气道通畅的新技术。尽管存在前述的一些并发症,但发生率仅 10% ~ 20%,气道支架仍是一个安全、简便、有效的治疗手段。临床上,气道病变可用不同的微创治疗技术综合处理,如气道内生长的恶性病变,常先用气道内激光消融术将病变消除,再放置气道支架维持气道的通畅,然后使用气道内照射技术在局部给予高效的放疗。经临床的观察疗效极佳。随着我国内镜技术的发展,支架技术和其他微创技术正一起综合地应用于临床造福广大患者。

参考文献

［1］ 刘忠令,李强.呼吸疾病介入诊断学[M].北京:人民军医出版社,2003:94－97.

［2］ WOOD D E,LIU Y H,VALLIERES E,et al. Airway stenting for maligant and benign tracheobronchial stenosis. Ann Thorac Surg, 2003,76(1):167－172.

［3］ 李强.气管及支气管支架的临床应用[J].中华结核和呼吸杂志,2003,26(7):393－395.

［4］ 韩新巍,吴刚,高雪梅,等. 暂时性覆膜金属内支架置入治疗支气管结核性狭窄 10 例[J]. 中华结核和呼吸杂志,2005,28(12):865－866.

［5］ PRECIADO D,COTTON R T,RUTTER M J,Single－stage tracheal resection for severe tracheal stenosis in older children[J]. Int J Pediatr Otorhinolaryngol,2004,68(1):1-6.

[6] HAN X W,LI Y D,WU G,et al. New covered mushroom - shaped metallic stent for managing anastomotic leak after esophagogastrostomy with a wide gastric tube[J]. Ann Thorac Surg,2006,82(2):702-706.

第十一节 气道内球囊扩张技术

一、目的

气道狭窄是临床常见病,可由多种原因引起。尤其气管重度狭窄是危及生命的急症,患者可能因窒息而死亡。目前应用于临床的治疗手段主要有手术切除及近年来迅速发展的微创肺病学技术,如高频电刀、冷冻治疗、微波、金属探条机械扩张、激光治疗及气道支架置入等。其中球囊扩张术治疗气道狭窄出现相对较晚。1984年,Cohen首次报道了球囊扩张治疗气管、支气管狭窄。1991年日本学者Nakamura在局部麻醉下采用纤维支气管镜成功的运用球囊扩张气道成形术治疗结核性气管、支气管狭窄,使球囊扩张的范围扩展到上叶及其他硬式气管镜达不到的更远部位。至此,气管镜下球囊扩张作为一项成熟的技术应用于临床。

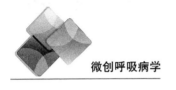

经支气管镜(高压)球囊扩张术主要用于中心气道狭窄的治疗。其原理是将球囊置于狭窄的气道,通过高压枪泵加压扩张球囊,使狭窄部位的气管全周产生多处纵向小裂伤,裂伤处被纤维组织填充,从而达到狭窄部位扩张的目的。

二、适应证

1.狭窄的部位能顺利通过球囊的各种原因引起的良性气管、支气管狭窄,均可采取球囊扩张的方式扩张气道。

2.可以作为激光或者高频电刀治疗等其他微创技术治疗后的补充或辅助治疗。对气道极度狭窄或完全阻塞,球囊无法通过者,可先使用其他微创技术打通气道而后再使用球囊扩张进一步扩张气道。

3.恶性疾病引起的气道狭窄:适应于病变比较局限的气管及左右主支气管狭窄。

4.对于恶性肿瘤病变,远端气道不能窥见,或解剖结构不清、支架无法置入者,尤其气道局部狭窄引起严重呼吸困难者,可选择球囊扩张扩大气道了解远端情况,或改善症状后再确定先一步治疗措施。

5.对于气道内支架置入术后,肿瘤组织生长导致的再狭窄,也可行球囊扩张术。

三、禁忌证

1.气道狭窄的远端肺组织丧失功能。

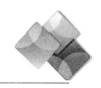

2.严重的出凝血功能障碍。

3.严重心肺功能不全,患者不能耐受;但如果严重呼吸困难确由气道狭窄导致时,应积极治疗解决病因。

4.外科袖状吻合术后,吻合口处气管的张力不一致,在进行扩张治疗时易造成吻合口的撕裂,需慎重选择。

5.气管软化或丧失支撑,球囊扩张治疗治时管腔可扩开,但球囊一放松管腔又会马上回缩。

四、操作前准备

(一)基本设施

主要设备包括:电子支气管镜、球囊导管、导丝、高压注射器或枪泵。

(二)术前准备

1.病人一般情况评估 术前必须对患者的一般情况、心肺功能及凝血功能等进行评价,要求患者至少能耐受普通纤维支气管镜检查。

2.麻醉 主气管病变、狭窄严重扩张时间长的患者选择全麻,可以安置喉罩或气管插管(若患者气道狭窄位置过高不能插管者除外),病变位于主支气管但对侧肺功能差,局麻下恐不能完成扩张操作,建议进行全麻。

3.病变部位、程度与范围的确定及球囊的选择 球囊

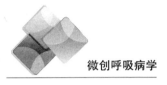

扩张术前常规行胸部影像学检查及支气管镜检查,了解病
变的性质、部位、程度及范围。特别是在支气管经检查时,
必须应用活检钳或导丝进行反复探索,以明确远端支气管
情况。有助于疗效的预测及球囊的选择。

4.选择恰当的球囊导管 对正常气道的解剖有所了
解:中国人气管平均直径1.8cm,平均长度10.7cm;右主支
气管平均直径1.46cm,平均长度2.41cm;右中间段支气管
平均直径1.18cm,平均长度2.4cm;左主支气管平均直径
1.25cm,平均长度4.98cm。目前常用美国波士顿科学公司
生产的球囊,根据治疗性支气管镜的工作孔道的内径以及
球囊的直径和长度选择恰当的球囊导管。

5.术中监护与支持 术中严密观察患者生命体征尤其
全麻患者注意呼吸功能监护,并发症大多数发生于术中,因
此治疗的全过程必须严密监测患者的心电、血压、呼吸及血
氧饱和度。

五、操作的具体步骤与方法

目前常用的气道内球囊扩张方法主要有三种:

(一)导丝引导法

1.经口方式行支气管镜检查,确定气道狭窄的具体部
位和程度,以及范围。

2.通过支气管镜操作孔道置入导丝,确定导丝的位置

准确,缓慢退出支气管镜。

3. 支气管镜直视下,通过导丝引导缓慢导入球囊,仔细调整球囊位置,球囊近端必须超出狭窄部位。

4. 球囊位置恰当后外接高压注射器,向球囊内注水,压力可选择 3 ~ 8 个大气压*以达到不同的扩张直径,压力需从低到高依次递增。每次扩张操作 30 ~ 60 秒,第 1 次时间为 1 分钟,压力缓慢增加,无明显出血后每次逐渐增加压力,可反复多次进行,充分抽吸球囊后退出球囊。

5. 最后再行支气管镜检查,了解并发症情况,评估疗效。

(二)气管镜直接操作

1. 经鼻途径纤支镜检查,至狭窄段上端。

2. 直视下插入选择好的球囊导管,送至狭窄段,确认球囊突出于狭窄两端。

3. 开始用枪泵向球囊内注水(同前),充分抽吸球囊后退出球囊。

4. 最后再行支气管镜检查,了解并发症情况,评估疗效。

(三)数字减影血管造影透视法

1. 在数字减影血管造影(digital subtraction angiogra-

＊　1 个大气压 = 101kPa。

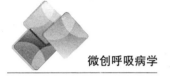

phy,DSA)透视引导下,送入导丝到狭窄部位。

2.仔细标记确定狭窄位置。

3.引导球囊缓慢到达狭窄部位,仔细调整球囊位置,球囊近端必须超出狭窄部位。

4.球囊位置恰当后外接高压注射器,慢慢扩张球囊并反复多次进行。

六、并发症及处理

气道内球囊扩张是一种安全、有效的治疗方法,但仍存在一定的风险,主要并发症包括:

1.**疼痛** 较为常见,表现为胸骨后隐痛,主要是因为球囊膨胀局部扩张所致;少数患者出现突发性剧痛,呈撕裂样可能为支气管撕裂导致气胸所致。选择适合的球囊,在多个压力梯段稍作停顿,不应为追求疗效过度扩张气道。

2.**气胸或纵隔气肿** 多为支气管撕裂所致,少量气胸,卧床休息及吸氧后能自行吸收;比较严重的按照气胸的治疗原则进行,选择合适的球囊,不过度扩张气道可以预防。

3.**出血** 为支气管黏膜撕裂所致,出血是最常见的并发症。但一般情况下出血不多,无须处理;出血多时可用凝血酶或肾上腺素稀释后(1:10 000 局部用),明确出血点可予 APC 局部电凝治疗。

4.**其他** 如支气管痉挛导致氧饱和度明显下降或结核的播散。

七、相关知识

1. 扩张时机的选择　气道炎症性疾病应在炎症基本控制结核病灶稳定后进行,这样才能尽可能减少再狭窄的发生,特别是支气管结核最好的时机应在抗结核治疗4~6月进行。

2. 器材的选择　应根据病变的部位、性质、程度、狭窄的长度选择相应的球囊,包括球囊的大小、长度等。球囊及导丝尽量具有一定的支撑作用,不易打折,这样较容易达到病变部位。操作前球囊及导丝应充分用液体石蜡润滑。

3. 扩张压力　球囊扩张压力及速度直接关乎疗效,但并不能一味增加压力,超出球囊的承受范围导致球囊破裂,或者导致局部黏膜及支气管的撕裂。扩张时速度尽量缓慢,在不同的压力梯度各自维持2~3分钟,让患者有一个逐步适应的过程,尽量使气道均匀扩张。避免支气管及黏膜的撕裂。

4. 再狭窄　球囊扩张的即时效果几乎100%,远期效果80%~90%,但有30%~40%患者可能出现再狭窄。充分分析可能出现再狭窄的因素并积极预防,包括有效地抗感染、引流、局部抗炎药物的使用。

5. 综合治疗　反复球囊扩张可能导致气管、支气管的软化,3~4次效果不佳应结合其他方法综合治疗如反复冷冻加气管扩张或支架置入。

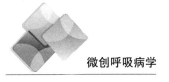

6.其他　对于气管上段狭窄的扩张,注意保护声带;球囊必须完全进入气道,避免损伤支气管镜;扩张操作时,注意勿插入过深,以免损伤远端正常气道。

参考文献

[1]　COLHEN M D,WEBER T R,RAO C C. Balloon dilatation of trachealand bronchial stenosis[J]. Roentgenol,1984,142(3):477 - 478.

[2]　朱香亭,胡小丽,高雨仁,等.国人气管、支气管、肺段支气管长度、矢径、横径、直径的测量及典型相关和回归分析[J].解剖学报,1989(4).

[3]　张海旺,王国安,吴宏成,等.经支气管镜球囊扩张术治疗良性气管狭窄[J].中国内镜杂志,2010,16(1):96 - 98.

[4]　李强,白冲,董宇超,等. 高压球囊气道成形治疗良性近端气道狭窄[J]. 中华结核和呼吸杂志,2002,25(8):481 - 484.

[5]　曾谊, 冯枭, 宋梅梅,等.支气管镜下球囊扩张术治疗支气管狭窄的疗效分析[J]. 临床肺科杂志, 2012,17(11):2016 - 2108.

第十二节　支气管肺泡灌洗术

一、目的

支气管肺泡灌洗术(bronchoavlolar lavage,BAL)是支气

管镜嵌入到肺段或亚段支气管水平,反复用无菌生理盐水和药物灌洗、回收的一项技术,对支气管肺泡灌洗液(bronchoalveolar lavage fluid,BALF)进行细胞学、生化学、酶学和免疫学等一系列的检测和分析,它是作为研究肺部疾病病因、发病机制、诊断、评价疗效以及判断预后的一项手段,是纤支镜应用中的重要发展。按照灌洗范围和应用的不同分为两种方法:全肺灌洗和肺段或亚段灌洗。

二、适应证

1. 肺部感染,特别是免疫受损、免疫缺陷者肺部感染的病原学诊断,肺脓肿的治疗。

2. 间质性肺疾病:如结节病、特发性肺间质纤维化、肺泡蛋白沉着症、外源性变应性肺泡炎。

3. 胶原血管炎伴肺纤维化等疾病的诊断、治疗、疗效和预后估计。

4. 弥漫型和周围型肺部肿瘤的细胞学诊断。

三、禁忌证

1. 绝对禁忌证 神智混乱或精神高度紧张不能配合完成检查者;凝血功能障碍有明显的出血倾向者;严重通气和换气功能障碍患者,$PaO_2 < 6.67kPa$ 或吸氧状态下 $PaO_2 < 9.33kPa$ 者;急性呼吸性酸中毒者;严重心律失常、频发心绞痛或高血压控制不佳者;主动脉瘤和食管静脉曲张有破

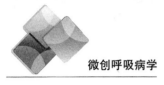
裂危险者;未经正规治疗的开放性肺结核患者。

2. 相对禁忌证 一般情况差,体质十分衰弱者;各种疾病终末期患者;心肺功能不全者;冠心病患者;肺动脉高血压患者;支气管哮喘急性发作且控制不佳者;急性大咯血者;气管严重狭窄者,不宜做狭窄远端的检查。

四、操作前准备

纤维支气管镜,冷光源,低负压吸引器,灌洗液收集瓶,50ml 注射器,高频通气机。

五、操作步骤

1. 术前 3~4 小时禁食。术前半小时肌注地西泮(安定)10mg 及阿托品 0.5mg。

2. 2% 利多卡因雾化吸入气道局部黏膜麻醉及鼻腔内喷洒局部麻醉。

3. 纤维支气管镜经鼻腔插入气管,弥漫性间质性肺疾病常规选择右肺中叶或左肺舌叶段支气管管口(局限性肺病变选相应支气管肺泡段),注入 2% 利多卡因 2~3ml 局麻,用 50ml 注射器分次注入 37℃ 生理盐水,每次 25~50ml,总量 100~300ml,注入后立即用负压吸引(应保持在 50~100mmHg,装置吸引)并回收至灌洗液收集瓶。一般回收液量应达注入液体量的 40%~60%。

4. 回收液用无菌纱布过滤,除去黏液,记录回收总量,

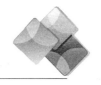

装入硅质容器中,并置于冰水(-4℃)中送检验室,注意应在 2~3 小时内对灌洗液进行检查。

六、支气管肺泡灌洗术细胞学检查方法

(一)支气管肺泡灌洗液细胞总数和分类计数检测

1.将回收灌洗液装入塑料离心管在 4℃下离心 10 分钟,上清(原液或 10 倍浓缩) -70℃储存,做可溶性成分的检测。

2.把经离心沉淀的细胞成分用 Hank 液(不含 Ca^{2+}、Mg^{2+})离心冲洗 2 次,每次 5 分钟。弃去上清后加 Hank 液 3~5ml 制成细胞悬液,为减少细胞丢失也可用灌洗液原液。

3.在改良的 Neubauer 计数台上计数 BALF 中细胞总数,一般用 $1×10^6/ml$ 表示。如果细胞数过高可再用 Hank 液稀释,调整细胞数为 $5×10^6/ml$,将试管浸入碎冰块中备用。

4.细胞分类计数,采用离心涂片装置,加入备用的细胞悬液(细胞浓度为 $5×10^6$ 个/ml)100μl,在 4℃下离心 10 分钟,将一定数量的 BALF 细胞直接平铺于盐载玻片上。取下载玻片后立即用冷风吹干,置于无水乙醇中固定 30 分钟后进行染色,一般用 Wright 或 HE 染色。

5.在 40 倍光学显微镜下计数 200 个细胞,行细胞分类

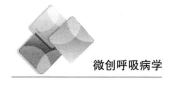

计数。

(二)支气管肺泡灌洗液中 T 淋巴细胞亚群的检测

1. 采用间接免疫荧光法,把上述获得的 BALF 细胞成分用 10% 的小牛血清 RPMI 1640 培养液 3~5ml 制成细胞悬液。

2. 把细胞悬液倒入平皿中,然后置于 5% CO_2 37℃ 培养箱中孵育 2 小时,行贴壁处理,去除肺泡巨噬细胞。

3. 取出细胞悬液,用 Hank 液冲洗离心 1 次,弃上清留 20~100μl。贴壁处理后的细胞悬液肺泡巨噬细胞显著减少,淋巴细胞相对增多。

4. 将贴壁处理的细胞悬液分装于 3 个小锥形离心管内,每管 20~30μl,用微量加样器向标本中加入单克隆抗体 CD_3^+、CD_4^+ 和 CD_8^+ 各 20~40μl,然后混匀置于 4℃ 冰箱中作用 1~2 小时。

5. 取出标本,用 Hank 液冲洗离心 2 次,以 12 000r/min 离心 20 秒,再加羊抗鼠荧光抗体各 20~40μl,置于冰箱作用 30 分钟。

6. 取现标本用 Hank 液以相同速度和时间离心冲洗 2 次,弃上清留 20μl 充分混匀细胞,再取 1 滴滴于载玻片上加盖玻片。在荧光显微镜下数 200 个淋巴细胞,计算出标有荧光的细胞阳性率。

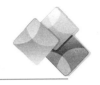

七、注意事项

1. 应严格掌握适应证,年老、体衰患者检查中行心电图及血氧饱和度监测,术中予以鼻导管吸氧或高频通气供氧。

2. 严格无菌操作,防止继发感染。

3. 按要求正规化操作,合格的灌洗液应达到规定的回收量,不应混有血液(红细胞数 < 10%),不应混有大量上皮细胞(< 3%)。

4. 获得灌洗液后应尽早送检。

5. 检查后若出现发热、肺部感染、出血、支气管痉挛等并发症,应作相应处理。

八、并发症

虽然目前认为 BAL 是一种比较安全检查方法,但随着 BAL 的应用范围不断扩大,其副作用和并发症亦不断增加。并发症发生率为 < 3%,低于 TBLB 的 7%,至今尚未见到直接由 BAL 引起死亡的病例。BAL 的副作用多不严重,也与操作者技术熟练程度有关。下面列出常见的 BAL 对机体的影响及副作用:

1. 术中偶有支气管痉挛喘息,术后数小时出现发热、寒战。

2. 术后 24 小时内灌洗肺段肺泡浸润影,个别出现肺不张。

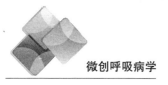

3.肺功能:1秒用力呼气容积(FEV$_1$)、肺活量(VC)、最大呼气流量(PEF)、氧分压短暂性减低。

4.气胸、出血仅见于 TBLB。

九、相关知识

20世纪60年代后期随着可曲性光纤维支气管镜(纤支镜)的开发与应用,逐渐兴起支气管肺泡灌洗技术。中华医学会呼吸病学分会分别于1993年和2002年也制定出有关支气管肺泡灌洗液细胞学的检查技术规范(草案),使此项检查技术在国内得到推广应用。BAL 能直接获取肺内炎症免疫效应细胞,是探讨肺局部免疫病理过程中的一种相对比较安全有用的划时代的检查方法。因此,BAL 已成为某些肺疾病(如弥漫性间质性肺疾病、结节病、肺部感染、过敏性肺泡炎、胶原血管病伴间质性肺疾病、肺泡蛋白沉积症、组织细胞增多症、尘肺等)的辅助临床诊断、病变活动性和预后判定的重要检测手段。因此,有人将 BALF 检查称之为"液性肺活检"。近二十年间,BALF 无论是从检测范围还是从检测项目上都有了长足的进展。BAL 技术检查对肺部疾病研究是非常有价值的课题,BAL 技术的细胞学、组织学、病理学、免疫学检查对隐性肺癌的弥漫性疾病、细支气管肺泡癌、周边型癌的诊断有重要的临床意义,特别是病人有临床症状而影像学检查如胸部 CT 扫描、胸部 X 线摄片阴性者一定要提高警惕,进行支气管肺泡灌洗术。

参考文献

［1］　中华医学会呼吸病学分会支气管镜组.纤维支气管镜临床应
　　　用指南(草案)［J］.中华结核和呼吸杂志,2001,23(3):134 –
　　　135.

［2］　刘昌起.呼吸疾病治疗学［M］.天津:天津科学技术出版社,
　　　2000:95.

第十三节　全肺灌洗术

一、目的

　　全肺灌洗术具有单次灌洗量大(灌洗量可达
10 000ml)、效率高等优势,主要用于治疗尘肺、肺泡蛋白沉
着症等疾病。灌洗术中病人舒适、安全系数较大,副作用较
少,通常只需左右肺单次进行即可完成。但全肺灌洗术要
求操作条件严格,对操作技术要求较高。

二、适应证

　　1.肺泡蛋白沉积症:原则上仅适用于特发性肺泡蛋白
沉积症;动脉氧分压低于 8.0kPa;肺泡动脉氧分压差小于
5.3kPa;肺内分流大于 10%;休息或活动时出现显著的呼

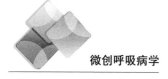

吸困难。

2. 肺尘埃沉着症。

3. 严重哮喘发作。

4. 肺泡微石症。

三、禁忌证

不能耐受全身麻醉者;严重肺部感染者;不能耐受单侧肺通气者。

四、操作前准备

1. 对患者进行全面查体,行胸部 X 线摄片、心电图、肺功能、实验室常规检查及血气分析检查。

2. 准备物理振荡器、10 ~ 20L 37℃生理盐水及 Carlens 双腔气管内插管,有条件者准备超细支气管镜。

3. 人员配备有经验的内科医师、护士及麻醉师。

4. 灌洗当日禁食水。

5. 需行全身麻醉,应于手术室进行。术前 30 分钟肌注哌替啶 1mg/kg,阿托品 0.5mg。

6. 诱导麻醉后行双腔气管插管,插管位置至关重要,为灌洗是否成功的关键,可应用纤支镜确定插管位置;尽可能选择粗的气管插管,可有效阻塞管腔,防止液体泄漏。

7. 麻醉维持可用异丙酚 4 ~ 8mg/(kg・h)持续泵入,间断予以肌松剂。

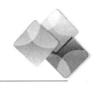

8.术中监测心电、血氧饱和度、血压、气道压等。

五、操作步骤

1.体位:一般选择侧卧位,灌洗侧在下,使灌洗液不会进入对侧,影响氧合。但也有部分学者提出灌洗侧在上,减少该侧血流,进而达到更佳通气/血流值;此外,该体位有利于对灌洗侧进行叩击,使灌洗充分。

2.灌洗前进行单侧肺功能评测:单侧通气,纯氧,低呼气末正压,封闭灌洗侧,20分钟后观察氧和情况。

3.一般先灌洗病变较重侧肺脏,若双侧无明显差异则先选择左侧。

4.以重力持续注入37℃生理盐水,灌入液体量以患者潮气量为基准,若短时间内注入过量液体可导致肺泡气压损伤。灌入过程中可予以灌洗侧肺脏叩击或物理震荡,以利于肺泡内脂蛋白脱落。灌入结束后将液体吸出,注意尽可能吸除干净。重复进行上述过程,直至灌洗液由牛奶样变为清澈透明为止。单侧肺灌洗10 000~20 000ml。

5.灌洗结束后应尽可能吸除残余液体,必要时可应用纤支镜。

6.若患者氧和良好,清醒后可拔除气管插管,给予鼻导管吸氧,1小时后若无异常,可返回病房。

7.根据患者灌洗侧肺功能恢复情况可选择当日或择日行对侧肺灌洗。一般情况下一侧灌洗结束后1小时可行对

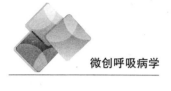

侧肺灌洗。

六、注意事项

1. 注意气管插管位置,为手术成功的关键。

2. 灌洗过程中可予以物理震荡,利于充分清除肺泡内脂蛋白。

3. 灌洗结束后尽可能将残余液体吸除干净。

4. 注意观察患者呼吸及氧情况,肺部体征,少数患者会出现灌洗后肺水肿,必要时行胸部 X 线摄片检查,可根据情况提高吸氧浓度及适当利尿。

5. 灌洗可有类似血液透析作用,可导致水及电解质、酸碱失衡,常见为低钾血症及代谢性酸中毒,注意监测血酸碱失衡情况及电解质变化,必要时予以纠正。

6. 若出现灌洗诱导气道痉挛,可于术后吸入 β_2 受体激动剂。

7. 术后可予以抗生素防止机会感染。

七、相关知识

绝大部分患者对全肺灌洗反应良好,但仍有患者间隔 6～12 月后需反复灌洗。总体来说,全肺灌洗术为目前治疗肺泡蛋白沉积症的首选,是一种比较安全有效的治疗手段,患者症状、生理指标及影像学均可有明显改善。肺泡蛋白沉着症在采用 BAL 治疗前,仅有 1/4 病例病变可安然无

恙全消退,死亡率高达 32.4%;直至 1964 年,美国医师
Ramirez Rivera 将全肺灌洗应用于临床来治疗肺泡蛋白沉
积症后死亡率才有大幅下降。采用灌洗治疗,约 3/4 患者
症状可获缓解,有效者于灌洗后 1～2 天,症状即见改善。
全肺灌洗术是目前世界上最有效治疗肺泡蛋白沉着症的方
法。全肺灌洗治疗肺尘埃沉着症效果也很好,灌洗后症状
普遍好转。尘肺病在我国尚没有根治方法,大容量全肺灌
洗术能够有效缓解和控制疾病恶化。该手段可以直接清除
长期滞留于患者的细支气管和肺泡腔内的粉尘及已吞噬的
粉尘,并能分泌多种成纤维细胞生长因子的巨噬细胞,减轻
和延缓肺纤维化的进展,从而使肺小气道通畅,改善呼吸
功能。

参考资料

[1]　李永强,熊玮,戴晓天.大容量肺灌洗术治疗尘肺病的发展及
　　　应用[J].重庆医学,2011(33).

[2]　刘章锁,杨亚辉.尘肺病的肺灌洗治疗[J].河南外科学杂志,
　　　2008(2).

[3]　樊启源,陈红霞.呼气末正压通气在大容量肺灌洗术中的应用
　　　体会[J].河南外科学杂志,2008(1).

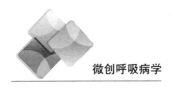

第十四节　支气管热成形术

一、目的

经支气管镜介导的射频消融支气管热成形术(bronchial thermoplasty, BT)是一种用来削减增生、肥厚平滑肌细胞的技术。其工作原理就是通过可弯曲支气管镜的介导,将一射频消融探头通过支气管镜的工作孔道置入患者的支气管腔内,并将体外的射频发生器所产生的热能传导至支气管管壁,通过对支气管壁的加热从而使增生、肥厚的平滑肌细胞发生凝固、坏死,最终达到削减气道平滑肌层,并部分逆转气道结构重塑的目的,适用于中、重度哮喘。

二、适应证

确诊哮喘的 18 ~ 65 岁患者,戒烟 > 1 年,哮喘生活质量问卷 ≤6.25,使用支气管舒张药前 FEV_1 ≥60% 预计值,支气管激发试验 $PC_{20}FEV_1$(乙酰胆碱) < 8mg/ml,经指南所推荐药物治疗 4 周内至少 2 天有哮喘症状。

三、禁忌证

1. 支气管所用药物过敏,内置起搏器或神经刺激器,存在其他增加支气管镜操作风险的不稳定并存疾病,如未处

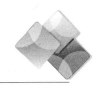

理的阻塞性睡眠呼吸暂停或有临床意义的心血管疾病、癫痫、胰岛素依赖性糖尿病、肿瘤。

2.支气管镜检查禁忌证。

3.正在使用免疫抑制剂、抗凝药。

4.现有呼吸道感染,4周内有严重的哮喘发作。

四、操作前准备

1.了解患者基础疾病及心肺情况,排除禁忌证,签署知情同意书,告知患者手术的风险,得到患者及家属的充分同意。

2.告知患者在操作过程中及操作结束后可能出现的感觉,加强心理护理,以部分减轻其焦虑;按支气管镜操作指南禁食、禁饮,以减轻误吸的可能,心电、血压、指尖动脉血氧饱和度监测,建立静脉通道。

3.手术前3天、手术当日及术后第一天予类固醇激素,可以减轻气道壁水肿及炎症;术前30分钟予沙丁胺醇及抗胆碱能药物抑制气道黏液分泌。

五、操作步骤

1.在进行操作前,为了消除病人的紧张和焦虑,需对患者进行局部或全身麻醉及术前给药,局麻方式为先口腔含1%利多卡因2~4ml,5分钟后慢慢咽下,这样有利于麻醉后减轻或消除咽反射;然后用弯头喷管沿口腔注入1%利

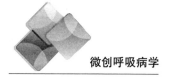

多卡因2~4ml,气管镜到达声门后,可追加利多卡因2ml至患者感觉舒适且极少咳嗽。术前可给予适量镇静剂,如咪达唑仑和芬太尼。

2.将支气管镜从患者的鼻腔或口腔插入支气管中,常规纤维支气管镜检查。支气管检查后,操纵支气管镜使其达到靶支气管,按序手术,一般由远及近,逐个气管进镜。

3.将导管导入支气管镜工作通道,至其出现在视野中,到达靶区后,张开电极臂,选定部位后,充气使末端金属丝导管扩张形成"篮状",当4个电极臂张开接触到气道壁黏膜层时,射频发生器即被激活,产生可控的射频能,术者通过脚踏的一压一放启动能量释放,通过导管电极臂直接作用于气道壁组织。控制器根据输入的预置处理参数自动释放能量约10秒,每次激活后,术者应将电极网部分收拢,向近端移动约5mm,紧靠前一个激活点而不与之重叠,之后再次张开电极网。随后电极臂复位到达另一治疗部位准备再次激活射频发生器。通过导管的进退和电极臂的反复张开,能够在所有可以到达的支气管内最大限度地进行连续操作,实现对整个支气管树(直径>3mm)的治疗。

4.手术过程可能因黏液等造成视野不清,此时可以完全收回电极网,将导管从支气管镜取出,以便冲洗,同时可用无菌盐水清洁电极网,必要时可退镜擦拭镜端,术中根据需要可追加麻药。手术治疗温度控制在55~65℃为安全温度,当≥75℃时可出现局部组织损伤过度造成气道壁结

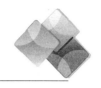

构改变,并加重炎症反应和气道高反应性;手术时必须控制深度,过深可能损伤气道壁的软骨和神经,导致气道壁塌陷,甚至支气管闭锁;手术可能造成反应性黏液分泌增多,如怀疑黏液淤积,可行胸部 X 线摄片检查;如果黏液难以排出,可行支气管镜清除;术后 1 周若出现并发症,应使用指南推荐药物,尤其是激素的应用。

5. 术后应对患者进行仔细监护,直至评定其病情稳定,有较好的肺功能,且精神状态充分恢复;根据咽反射、生命体征、呼吸音及 FEV_1 对患者进行综合评估。

六、并发症及处理

1. 最常见的是典型的呼吸道刺激,包括哮喘症状的恶化,如喘息、胸部不适、咳嗽和胸痛。

2. 上呼吸道感染,包括呼吸困难、喘息、咳嗽、夜间憋醒、咳痰、胸闷、胸痛、痰色改变、急性上呼吸道感染、支气管炎。

3. 偶可出现肺不张、胸膜炎。

并发症大多出现在 1 周内,因此术后 1 周使用指南推荐药物,尤其是激素的应用,在术后 24 小时、48 小时及 7 天对患者进行评估及加强监护。

七、相关知识

哮喘患者的气道黏膜较非哮喘者明显增厚,但这是超微结构的改变,并不能解释 CT 扫描显示的气道壁增厚。

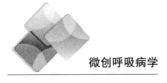
这种气道壁增厚是哮喘的特征,但并非特异性改变,与患者发病年龄、哮喘持续时间及严重程度无显著相关,也不是气道阻塞的原因。支气管黏膜活检结果显示,即使是轻症哮喘患者,大气道也存在气道重塑的病理改变。哮喘导致的气道重塑过程有可能预防或逆转,但需要进行针对性治疗。不同患者对治疗的反应差异较大。因此应早期进行积极干预,主要包括抗感染或抗重塑治疗。目前对早期给予吸入糖皮质激素能否改变患者的自然病程仍存在争议。药物治疗似乎不能阻止疾病进展,但如果能减少气道平滑肌细胞量,减轻支气管收缩,就有可能改善哮喘。BT 的出现提示这是一种有前途的治疗方法。BT 目前已在欧美国家进行了一些前瞻性的研究,并取得了初步的临床效果,但迄今已进行的临床试验尚属探索性研究,BT 的长期疗效和不良反应有待进一步研究。相信随着新型电极的问世,射频发生器的完善,射频技术的改进、临床治疗经验的积累和与其他治疗手段的有机结合,国内外微创肺脏病学的不断发展,微创肺脏病学将会取得更大的进步。

参考文献

[1]　陈正贤.介入性肺病学[M].北京:人民卫生出版社,2011.

[2]　SEOW C Y, FREDBERG J J. Historical perspective on airway smooth muscle :the saga of a frustrated cell[J]. J Appl Physiol, 2001,91:938 – 952.

[3]　COX G,MILLER J D,MC WILLIAMS A,et al. Bronchial thermo-

plasty for asthma［J］. Am J Respir Crit Care Med,2006,173:
965 – 969.

［4］　徐鹏,张民,苏仁意. 支气管镜下射频消融支气管热成形术的
临床应用［J］. 中华实用诊断与治疗杂志,2009,11:1043 –
1046.

［5］　蒋萍.气管热成形术用于哮喘治疗的研究进展［C］//中国中西
医结合变态反应专业委员会:第五届全国中西医结合变态反
应学术会议论文集.

第十五节　自体荧光支气管镜

一、目的

肺癌是世界上肿瘤发病率及死亡率极高的恶性肿瘤之
一。自体荧光支气管镜(autofluorescence bronchoscopy,
AFB)不仅在发现支气管黏膜的癌前病变及原位癌上敏感
性高,而且在肺癌患者的术前检查和术后复查中也有优势。
它可以通过提高肺癌的早期诊断率、确定病变的范围从而
改变治疗策略,延长肺癌患者的生存期、提高肺癌患者生活
质量。

二、适应证

1.痰液或支气管灌洗液中找到非典型细胞或可疑癌

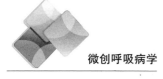

细胞。

2. 对已知肺癌患者进行分期。

3. 肺癌患者术后的随访检查。

4. 石棉、镭等有害物质的职业暴露史。

5. 影像学或临床高度怀疑肺癌。

6. 有肺癌的高危因素:慢性阻塞性肺疾病(COPD)患者,特别是吸烟超过 30 包/年或年龄大于 40 岁。

三、禁忌证

1. 近期发生心肌梗死。

2. 肺功能严重损害,不能耐受检查者

3. 严重的心功能不全(心功能 NYHA 分级大于 3 级)、未控制或严重高血压或心律失常者。

4. 体力状况 ECOG 评分大于 3 分。

5. 主动脉瘤。

6. 凝血机制严重障碍者。

7. 哮喘发作或大咯血。

8. 严重的肺动脉高压控制不佳者。

9. 麻醉药过敏、不能用其他药物代替者。

四、操作前准备

1. 评估患者的一般情况,如心血管功能、呼吸功能和凝血功能是否耐受操作。

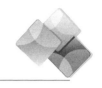

2. 向患者家属讲明检查的目的、意义、安全性的有关事项,取得同意后签署纤支镜手术同意书。

3. 确认患者术前禁食 4～6 小时和取出义齿,进行表面麻醉并留置静脉通道。

4. 仔细阅读病人胸片或胸部 CT 扫描片。

5. 病人局部麻醉(2% 利多卡因雾化 10 分钟或 2% 利多卡因喷雾麻醉鼻咽部)。

6. 为防止意外事件的发生,准备间应备有吸氧装置和简易的复苏设备。

五、操作步骤

1. 患者仰卧位,肩下垫薄枕,头略后仰,操作者站在患者头端,左手握镜体的操纵部,拇指控制调节钮。右手扶镜身缓缓送入,沿咽后壁到达喉部。

2. 抵达咽喉部时,首先找到会厌。将镜子从会厌软骨的下方缓缓插入,即可看到声门,此时嘱患者平静呼吸,趁声门张开时将镜端从声门后部迅速插入气管。

3. 镜头进入气管后可追加 2% 利多卡因 1～2ml 经活检孔滴入,然后拨动角度调节钮,使视野正对气管—支气管腔,如已知病变部位则先健侧,后患侧,最后再重点检查患病部位。

4. 先用白光进行以上顺序检查(先健侧,后患侧),然后切换至荧光模式,重复以上检查步骤,发现黏膜异常后切

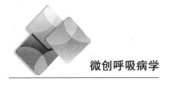

换至白光,在白光下进行活检。如病变无法钳取活检可用细胞刷进行刷洗涂片,送病理检查。

5. 活检后应观察活检处出血情况。如有出血视野不清,可用生理盐水冲洗。若无继续出血或出血不多则可退出支气管镜。若出血较多持续不止,可局部注入肾上腺素 1～2ml 局部止血或予以静滴或肌注止血药物对症处理。

注:支气管镜进入声门后,需先清理呼吸道分泌物,以免影响荧光的检查结果。

六、并发症及处理

1. 麻醉药过敏 喷药前应注意询问患者有无过敏史或先喷少许药液,观察有无过敏反应。麻醉时不要超过常规用量,一旦出现过敏中毒反应,应立即抢救。

2. 喉、气管或支气管痉挛 多发生在纤支镜先端通过声门时。多是麻醉不充分,声门开放不够,纤支镜强行通过所致。因此要做好局部表面麻醉,必要时可行环甲膜穿刺麻醉,操作熟练轻巧。

3. 出血 纤支镜检查后部分患者可能出现鼻衄,痰中带血或咯血,一般无须特殊处理。若出现致命性大咯血时,立即将纤支镜拔出,患者取患侧卧位,立即采取止血措施,必要时行气管插管吸引。

4. 气胸 多由于活检位置过深,损伤胸膜发生气胸。预防方法,活检时远离胸膜部位,钳取时若病人感到相应部位疼痛明显,应立即松钳。如果并发气胸,按自发性气胸处理。

5. 心跳呼吸骤停　个别患者在纤支镜检查过程中出现意识丧失,心跳停止,常见原因:患者原有心脏病基础,麻醉不充分,情绪不稳定,操作者操作手法不当。因此术前应详细询问病史,行心电图检查,术中予以心电监护,若出血心跳呼吸骤停,立即予以心肺复苏。

七、相关知识

一直以来,支气管镜组织病理活检一直是支气管肺癌的诊断的金标准。但是白光支气管镜(white light bronchos-copy,WLB)肉眼观察的敏感性和准确性相对较差,而 AFB 大大提高了支气管镜对呼吸道黏膜病变的分辨能力。AFB 技术是利用电脑图像分析技术与细胞自发性荧光而开发的一种新型支气管镜技术,它可以通过白光和荧光同时双屏对比,在蓝光的照射下,正常组织表现为绿色荧光,而黏膜肥厚导致荧光减弱的肿瘤性病变则表现为深红色荧光,从而大大提高肿瘤性病变的识别能力,有助于发现支气管黏膜早期病变和确定病灶部位,以指导临床治疗。大量研究发现,AFB 检查技术可以更加敏感地发现气管—支气管黏膜上皮的病变,特别是可以识别黏膜的早期癌变,从而大大提高了呼吸道黏膜病变的诊断率,效果明显优于 WLB。各种自体荧光支气管镜主要目的是通过荧光镜检查预测病理

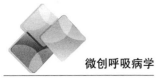
诊断,既可以发现早期的黏膜病变,又可以减少不必要的活检。

参考文献

[1] WANG Y,WANG Q, FENG J,et al. Comparison of autofluorescence imaging bronchoscopy and white light bronchoscopy for detection of lung cancers and precancerous lesions[J]. Patient Prefer Adherence,2013,5(7)621 – 631.

[2] HE Q,WANG Q,WU Q,et al. Value of autofluorescence imaging videobronchoscopy in detecting lung cancers and precancerous lesions:a review[J]. Respir Care,2013,58(12):2150 – 2159.

[3] ZHU L Y,XU Y J, LIANG D,et al. The clinical value of autofluorescence bronchoscopy for the diagnosis of lung cancer[J]. Zhonghua Jie He He Hu Xi Za Zhi,2012,35(6):419 – 422.

[4] SUN J,GARFIELD D H, LAM B,et al. The value of autofluorescence bronchoscopy combined with white light bronchoscopy compared with white light alone in the diagnosis of intraepithelial neoplasia and invasive lung cancer:a meta – analysis[J]. J Thorac Oncol,2011,6(8):1336 – 1344.

[5] 李运,隋锡朝,卜梁,等. 自发性荧光支气管镜在中心型肺癌诊断中的价值[J]. 中华胸心血管外科杂志,2011,27(1):17 – 19.

[6] 李运,王俊,赵辉,等. 自发性荧光支气管镜与普通白光支气管镜的临床研究[J]. 中华结核和呼吸杂志,2010,33 (9):702 – 703.

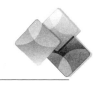

第十六节 内科胸腔镜技术

一、目的

胸膜疾病及部分肺部疾病的诊断目前主要依靠胸水常规、生化、酶学、肿瘤标志物、脱落细胞学、经皮胸膜活检、经皮肺穿刺活检等方法,这些检查方法在诊断胸膜及肺部疾病方面的确起着重要作用,但临床上部分胸膜及肺部疾病经上述检查方法仍无法明确。内科胸腔镜因其操作简单、创伤小、并发症少,检查费用低廉,确诊率高等优势逐渐受到呼吸内科医生重视,最重要的是内科胸腔镜可直视胸膜腔及肺表面情况,同时对异常部位进行活检,能解决临床重要的诊断问题。

二、适应证

1. 不明原因的胸腔积液。

2. 难治性气胸、液气胸、血气胸。

3. 弥漫性肺间质疾病。

4. 纵隔肿瘤。

5. 膈肌、胸膜病灶以及邻近胸膜的肺部病灶。

6. 急性脓胸。

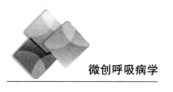

三、绝对禁忌证

1. 广泛胸膜粘连者。

2. 严重的呼吸窘迫及高碳酸血症者。

3. 咳嗽不可控制者。

4. 胸膜闭锁。

5. 意识清楚但拒绝签署知情同意书者。

四、相对禁忌证

1. 凝血功能异常或抗凝治疗期间及免疫抑制者。

2. 呼吸衰竭患者中人工气胸后可造成呼吸衰竭加重者。

3. 心功能不全及严重的心律失常、近期心肌梗死者。

4. 中度及以上肺动脉高压者。

5. 中央气道梗阻者。

6. 显著肥胖者。

7. 全身衰竭不能承受手术者。

五、操作前准备

1. 嘱患者做好心理准备,密切配合胸腔镜检查。

2. 了解患者病情以排除检查禁忌。

3. 完善血常规、凝血、血气分析、心电图、胸部 CT 扫描等检查,排除检查禁忌,确定检查部位。

4. 严格执行无菌操作原则,局部麻醉,胸腔镜检查。

六、操作步骤

(一)术前用药

对于咳嗽明显患者,可于术前 0.5 ～ 1 小时口服 25 ～ 50mg 枸橼酸喷托维林片(咳必清),以防止或减少术中患者的咳嗽。术前 15 ～ 30 分钟肌注 0.5mg 阿托品,必要时肌注 5 ～ 10mg 安定。对原有呼吸衰竭患者或有其他使用镇静剂禁忌证的患者,可不使用任何药物。

(二)建立人工气胸

人工气胸是保证胸腔镜观察的必需条件,一般在胸腔镜检查前半天或数小时进行。

1. 无胸腔积液患者人工气胸的建立　一般选腋中线第 3 ～ 6 肋间背阔肌前缘 1 ～ 2 横指为注气进针点,因此处胸膜粘连较少。患者健侧卧位,患侧手上举至头部,局麻后用气胸箱或 50ml 空针抽空气向胸腔内注气 600 ～ 800ml,使用气胸箱有利于观察注气针头是否在胸膜腔内,避免注气针损伤肺组织或穿刺针未进入胸腔将气体注入胸壁软组织。也可选锁骨中线第 2 肋间为进针点。

2. 胸腔积液患者人工气胸的建立　于 B 超定位点行常规胸腔穿刺,抽出适量胸水后缓慢注入等量或多于胸水

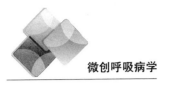

量的气体入胸腔,一般大约 800ml 气体即可。

(三)胸腔镜切口的选择

需根据胸片或 CT 扫描结果而定,应考虑到损伤小,观察病灶方便,能取到满意的病理组织。一般可供选择的部位有:

1.侧卧位　选腋前线与腋中线之间第 3～5 肋间为切口部位,因为这些部位切口不容易损伤血管,是最常用的胸腔镜切口部位。

2.仰卧位　选锁骨中线第 1～3 肋间为切口部位。

3.俯卧位　选肩胛线紧邻肩胛骨第 7～8 肋间。

一般患者取侧卧位,镜检部位向上,特殊情况下可选仰卧或俯卧位,侧卧位对胸腔积液及弥漫性肺病变的患者较好,有利于观察患者病变的全貌;仰卧位有利于对局限性肺病变、胸壁及前纵隔病变的观察;俯卧位可使后纵隔、靠后的肺部病灶及后胸壁的病变显示更清楚。

(四)操作过程

1.按上述方法确定切口部位后,予吸氧,监测呼吸、心率、氧饱和度、血压,常规消毒铺巾,常用 2% 利多卡因 100mg 逐层麻醉,先在皮肤上打一个 1cm 左右的皮丘,进针至肋缘近壁层胸膜处,边进针边回抽边推药,然后变换针头方向对切口范围内进行局部麻醉,皮肤及壁层胸膜的麻醉应充分。

2. 麻醉满意后,先切开皮肤 1.5~2cm,止血钳逐层钝性分离皮下组织、肌肉和胸壁组织至胸腔,取出止血钳插入套管针(Trocar),Trocar 以进入胸腔 0.5cm 最佳。助手固定 Trocar,取出针芯,术者插入胸腔镜进行观察,进镜后若视野暴露不佳可再注入部分气体;对胸腔内有粘连带的患者,视粘连带的情况,若粘连带无明显血管可直接用活检钳分离,有明显血管生长的粘连带可用冷冻或电烙分离;对胸腔积液较多的患者可先抽吸积液,需注意抽吸积液的速度及量。

3. 观察胸腔时要分清解剖结构,左右肺可看见叶间隙,胸壁可看见肋骨、肋间肌,甚至肋间血管和神经,膈肌可根据呼吸运动来确认,有脓胸、胸膜粘连或播散性肿瘤时胸腔内结构难以分清。

4. 观察胸腔病变后在有病灶的部位或可疑病变部位行活检,一般分别在胸壁、膈面及脏层胸膜行活检。在胸壁进行活检时要看清病灶部位,避免损伤胸壁的血管和神经,以免引起大出血及剧烈疼痛;对脏层胸膜进行活检时,要尽可能钳夹较少的肺组织,钳夹稍用力,以便活检组织同周围肺组织分开,切忌用力撕拉,以免引起肺表面大面积撕裂,造成医源性气胸;纵隔及囊性病变活检时,应先行穿刺排除血管瘤。一般情况下一个切口即能完成取材。

5. 取材完毕后需根据患者具体情况决定是否留置闭式

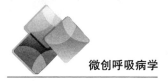

引流管,放置引流管的目的是方便胸腔内气体和液体排出,明确病因后可行进一步处理。引流管选用 24 ~ 32F 大小,无胸腔积液者可选用小号如 24F,有胸腔积液者建议选用大号如 32F。可经原切口插入引流管。引流管的留置时间视情况不同而定,胸腔积液患者,需等待病理结果,若病理为恶性肿瘤,需先行胸膜固定术后再拔除胸腔引流管;若病理为良性病变,则可即刻拔除引流管。对胸腔积液的患者,胸腔气体引流干净后即可拔管。如气体较多,可沿切口处安置胸管,连接闭式引流瓶,待肺复张后拔出胸管,缝合切口即可。

七、并发症及处理

1. 内科胸腔镜检查非常安全、实用,仅较少部分患者发生并发症。气体栓塞为胸腔镜的严重并发症之一,其发生率极低,为 0.01% ~ 0.05%,多于建立人工气胸时发生,为避免此并发症的发生,建立人工气胸时需确保穿刺针位于胸腔内,注气要缓慢,注气过程中要注意胸腔内压力的变化,最好使用 CO_2 气体。一旦发生气体栓塞应即刻停止注气,若因胸腔压力过高所致,应迅速抽出注入胸腔内的气体,以免气体继续进入血管。气体进入肺动脉按肺栓塞处理,进入体循环动脉系统按体循环动脉栓塞处理。

2. 大出血多因富含血管的粘连带撕裂或血管损伤所致,发生率约为 0.1%,故活检时应避开胸壁血管,一般极少发生严重出血,出血少者多自行停止。一旦发生大出血应积极处理,可先在胸腔镜下电凝止血或冰冻止血,同时药物止血,必要时需补液、输血,效果不佳者需行紧急手术。

3. 部分患者出现皮下气肿,严重时累及颈部、腹部、纵隔及全身,可能因止血钳分离组织时没有向一个方向垂直分离,分离较乱,或胸腔内压力高,患者镜检时剧烈咳嗽,胸腔内气体经切口进入皮下所致。术前口服药物减少术中咳嗽,术中减少分离胸壁组织,可有效地防止其发生。气肿发生后,充分引流胸腔内的气体,严重时进行负压吸引,拆开缝紧的皮肤,患者的症状即可缓解。

4. 部分患者出现伤口疼痛,予止痛药对症处理可缓解。

5. 尚有部分患者术后出现剧烈咳嗽,考虑与肺水肿有关,予正压通气、利尿可减轻症状。

八、相关知识

病理检查是诊断肿瘤的金标准,也是鉴别良、恶性疾病的金标准。胸膜疾病常引起中—大量胸腔积液,确诊有赖于病理检查,大部分不明原因胸腔积液常规经皮胸膜活检、胸腔积液细胞学检查,具有盲目性、阳性率低、耗时长等缺点,严重制约及影响胸膜疾病的诊治进程。临床实践证明,内科胸腔镜对胸膜疾病诊断的准确率是其他方法无法比拟的,是诊断疑难胸膜疾病的最佳方法。同时内科胸腔镜在治疗恶性胸腔积液、早期脓胸、难治性气胸、支气管胸膜瘘

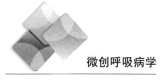

等疾病方面也有非常高的临床价值,值得推广。综上所述,内科胸腔镜在胸膜疾病及部分肺部疾病的诊治过程中均有重大意义,临床呼吸内科医师应加强对内科胸腔镜的认识,并推动其发展及广泛应用。

参考文献

[1] 陈正贤. 介入肺病学[M]. 第 2 版. 北京:人民卫生出版社,2011.

[2] 赵静,王孟昭,蔡柏蔷. 2010 年英国胸科协会内科胸腔镜指南解读[J]. 国际呼吸杂志,2011,31(4):241 – 244.

[3] 金发光. 内科胸腔镜及其临床应用现状[J]. 中国实用内科杂志,2013,33(2):113 – 123.

第十七节 电磁导航支气管镜技术及其临床应用

一、目的

周围性肺部病变(peripheral pulmonary lesions)的诊断过去一直是临床医生的一个难题。常用检查方法包括超细纤维支气管镜检查、CT 扫描引导下经皮肺穿刺活检、引导鞘气管内超声(endobronchial ultrasonography with a guide sheath,EBUS – GS);外科手术切除等。但周围型肺部病灶在支气管镜下大多不能被直接观察到或仅见某些间接征象,而且支气管镜对周围型肺部病变诊断率受病灶大小影响较大,病灶越小,诊断率就越低。2000 年后,一项新的用于周围性肺部病变诊断技术——电磁导航支气管镜(electromagnetic navigation bronchoscopy,ENB)问世。ENB 技术集仿真支气管镜与可曲式支气管镜的优点于一身,是一种以电磁定位技术为基础,结合计算机虚拟支气管镜与高分辨率螺旋 CT 扫描的特点,经支气管镜诊断的新技术。它不但可以准确到达常规支气管镜无法到达的周围性病变,又可获取病变组织进行病理活检。该项技术是近年来微创呼吸病学的新进展,国外主要应用在周围型肺部疾病、纵隔、肺门淋巴结的诊断及呼吸微创治疗的定位等方面。

二、适应证

1. ENB 引导下 TBLB。

2. ENB 引导下 TBNA。

3. ENB 与 EBUS 等新技术联合应用。

4. 经 ENB 引导注入染色标志物定位手术带。

5. 经 ENB 引导放置定位参考标志点。

6. ENB 引导气道内近距离放疗。

7. ENB 引导经支气管射频消融治疗周围型肺癌。

三、禁忌证

由于操作工具的局限,部分肺外周病变(如肺尖)难以

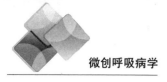

根据导航提示到达,需进一步改善操作工具。电磁导航本身为无创性检查,结合支气管镜操作时禁忌证同常规纤支镜检查。

四、操作前准备

1.熟悉胸部 CT 扫描解剖结构及淋巴结分布。

2.了解病人病情、仔细阅读 CT 扫描片。

3.病人麻醉同常规纤支镜检查。

4. ENB 设备准备,包括:①磁导航电磁板;②导航定位装置(LG);③延长工作管道(EWC);④计算机系统与监视器。

五、操作步骤

ENB 的操作步骤可分为术前虚拟导航和术中气管内磁导航。

1.术前虚拟导航,即影像采集和绘图:通过软件将 DICOM 格式储存的螺旋 CT 数据进行三维重建,产生的虚拟支气管图像供医生作术前导航参考。操作者在虚拟支气管图像中标记 5~7 个解剖标记,然后在相应的虚拟支气管树的靶区做出标记。软件可自动找出通往目标病灶的路径,用颜色线显示导航路径供参考及确认,也可通过手动设定导航路径或仅部分修改。

2.术中气管内磁导航,即支气管镜定位和实时导航:插入可弯曲支气管镜,通过 EWC 置入 LG。将虚拟支气管镜图像所选定的标记与体内探头的位置经软件确认,将两者图像叠加校正,综合生成直达靶区的导航计划图,探头被实时监控校准。根据监视器显示的三维图像以及虚拟支气管树,操作者按照导航计划图操作,按转向提示视窗显示转向并拉动手柄。当到达靶区时,固定 EWC,退出 LG,经 EWC 置入操作器械,进行针吸、刷检、活检或注射药物等。

3. 术后拔出支气管镜。

六、并发症及处理

在 ENB 引导下施行纤维支气管镜检查以及在行 ENB 引导肺活检、穿刺针吸、放置导管或粒子等微创操作时可伴有相应并发症,最常见的是气胸,发生率为 3% ~ 10%;其次为轻度出血,发生率为 1% ~ 2%,通常无须特殊处理。较严重的气胸按气胸相关处理,出血较严重时予止血药物对症处理。

七、相关知识

电磁导航支气管镜是一种以电磁定位技术为基础,结合计算机虚拟支气管镜与高分辨率螺旋 CT 扫描的特点,经纤维支气管镜诊断的新技术。其优点在于既可以准确到达常规支气管镜无法到达的肺外周病灶或进行纵隔淋巴结定位,又可获取病变组织进行病理检查。该项技术是近年

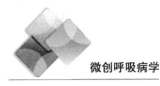

来微创呼吸病学的新进展,国外主要应用在周围型肺部疾病、纵隔、肺门淋巴结的诊断及呼吸微创治疗的定位等方面。1998 年美国 Solomon 等为了确定实时支气管定位技术的可行性,首次报道应用 ENB 进行动物实验。通过在支气管镜尖端的一个微型传感器,在支气管镜检查同时显示术前准备的三维螺旋 CT 扫描资料,实时显示定位信息。结果显示,实时支气管定位技术与预先的三维螺旋 CT 扫描成像可帮助经支气管壁针吸活检成功获得支气管外靶区的标本。2003 年德国 Schwarz 等人进行动物实验并首次全面介绍了 ENB,结果显示 ENB 定位与实际位置差异较小,检查过程中无明显并发症。2006 年 Gildea 等在人体应用 ENB 的初步研究结果显示,对于肺部周隔病灶和纵隔淋巴结病变与传统支气管镜相比具有较高的准确率和安全性。2007 年第 3 代电磁导航系统获得美国食品与药品监督管理局(FDA)验证,至 2010 年全球已有 300 多台应用于临床,完成检查病例数 10 000 例以上。ENB 系统通过胸部高分辨率螺旋 CT 扫描图像建立一个三维重建的虚拟支气管镜图像,然后根据 CT 扫描显示的病变部位预先设置检查的路线,患者躺在磁性板上(全胸处于弱磁场中),在支气管镜检查过程中引导导管达到病变部位,导管顶端携带的电磁定位传感器提供二三维空间坐标及方向信息,将病变位置实时地反映在预先生成的路线图上。通过支气管镜下图像显示与重建的三维支气管树和肺外周病变的位置进行对照,从而准确地引导导管抵达病灶部位。ENB 设备包括:①磁导航电磁板:47cm×56cm、厚 1cm 可释放低频电磁波的电磁定位板;②导航定位装置:由 1 根直径 1mm、长 8mm 的传感器探头与末端可 360°旋转的可弯曲金属导丝组合而成;③延长工作管道:长 130cm,直径为 2.2mm 的柔性导管;④计算机系统与监视器:通过计算机硬件平台连接 CT 及导航进行图像处理、显示、磁信号接收及处理。目前,电磁导航支气管镜技术处于临床起步阶段,如何在临床中发挥作用,应用广泛,需进一步探索。

参考文献

［1］ BECHARA R,PARKS C,ERNST A. Electromagnetic navigation bronchoscopy［J］. Future Oncol,2011,7:31 – 36.

［2］ SOLOMON S B,WHITE P J R,ACKER D E,et al. Real – time bronchoscope tip localization enables three – dimensional CT image guidance for transbronchial needle Aspiration in swine［J］. Chest,1998,114:1405 – 1410.

［3］ GILDEA T R,MAZZONE P J,KARNAK D,et al. Electronmgnetic navigation diagnostic bronchoscopy:a prospective study［J］. Am J Respir Crit Care Med,2006,174:982 – 989.

［4］ SCHWARZ Y. Electromagnetic navigation［J］. Clin Chest Med,2010,31:65 – 73.

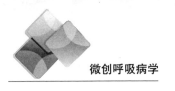

第十八节 纤支镜引导下气管插管术

一、目的

气管插管术是保证危重患者上呼吸道通畅的可靠方法之一。全身麻醉下普通喉镜明视下气管插管,困难气管插管发生率为2%~3%,困难气道反复气管插管的患者常可造成咽喉损伤、声带水肿、喉痉挛等并发症,严重者可导致插管失败、严重缺氧危及患者生命。而纤维支气管镜引导气管插管可很好地解决这一难题,大大增加插管成功率。纤维支气管镜在困难气管插管中具有重要的作用,不仅如此,对于普通气管插管术,纤支镜也可取代喉镜,引导气管插管。纤支镜直视下操作,一次性成功率高,对患者的损伤也较小,有利于危重患者人工气道的建立。

二、适应证

1. 困难气道的气管插管。
2. 普通气管插管。

三、禁忌证

本操作无明显禁忌证。

四、操作前准备

1.病人准备　病人取仰卧位,头尽量后仰,必要时适当镇静或全麻。

2.器械准备　床旁纤支镜、负压吸引器、合适的气管导管、咬口器、牙垫等。

3.气管导管　成人男性经口气管插管的气管导管内径应大于8mm,女性应大于7.5mm,经鼻气管导管内径一般不应大于7.5mm。

五、操作步骤

1.将纤维支气管镜镜体及气管导管表面涂抹灭菌液体石蜡,气管导管去掉接头,纤支镜插入气管导管,并尽量伸出气管导管远端,让纤支镜前端可弯曲部分尽量长,纤支镜吸引端口与吸引管相连,抽吸口咽部分泌物。

2.经鼻气管插管:操作者位于患者头端,左手握纤支镜操作部,右手将外套有气管导管的镜体,经鼻插管时自鼻孔轻轻送入咽喉部,进入下咽部向会厌部推进,当纤支镜进入会厌附近后,会看到会厌下面的声门,待声门开放后顺势进入声门下,滑入气管,当看到气管软骨环,再进入部分,然后固定纤支镜,由助手将套在纤支镜上的气管导管顺着纤支镜送进气管,气管导管远端离隆突2~3cm为宜,推进过程中如遇阻力,不应强行送入,可将气管导管左右微调旋转即

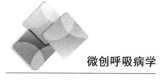

可进入声门,然后拔出纤支镜,打上气囊,胶布固定气管导管。

3.经口气管插管:步骤及注意事项同经鼻气管插管,但需放入咬口器固定,防止患者咬坏纤支镜。

六、并发症及处理

如操作技术熟练,无明显并发症。只是在操作过程中纤支镜镜体及气管导管表面一定要多涂抹灭菌液体石蜡,尽量减少对病人的鼻腔刺激及减少对纤支镜镜体的损伤。且一定避免导管置入过度到达单侧主支气管。

七、相关知识

在急危重症病抢救中,早期迅速建立有效、安全的人工气道是抢救和复苏成功的重要环节。纤维支气管镜引导下经鼻气管插管相对于喉镜直视下经口气管插管的人工气道开放方式有着损伤小,成功率高,易于固定,留置时间长,便于口腔护理等优点,在临床上应用越来越广泛。同时在操作时我们要注意纤支镜与气管导管的匹配,气管导管内径不能太小,一般需要 7.5 号以上的气管导管,但气管导管内径太大又不容易进入声门。但是近来国外有研究显示,经鼻气管插管会增加鼻窦炎的发生,从而增加呼吸机相关性肺炎的发病率,影响患者的预后。

参考文献

［1］ PETER DODEK,SEAN KEENAN M D. Evidence – based clinical practice guideline for the prevention of ventilator – associated pneumonia［J］. Ann Intern Med,2004,141:305 – 313.

［2］ 毛秀莲,冼乐武,王晓琼,等. 经口气管插管与经鼻气管插管在 ICU 患者中的应用比较［J］. 吉林医学,2004,25（3）:628.

［3］ 张咸虎,鲁应军,李新锁. 纤维支气管镜用于困难气管插管 ［J］. 实用诊断与治疗杂志,2005,19（10）:752 – 753.

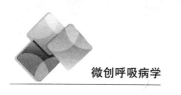

第二章 血管微创技术

第一节 急性肺栓塞微创治疗

一、目的

急性大面积肺栓塞(pulmonary emabolism,PE)是危及生命的临床急症。对于处在危急状态的大面积肺栓塞的患者常规选择全身静脉溶栓,溶栓效果未能即刻出现或不能预测溶栓能否成功以及禁忌证和并发症限制了该方案的临床应用,其中大约有20%的患者可合并严重出血,包括3%~5%致命性颅内出血。随着微创器材和技术的发展,不同类型的导管应运而生,使微创治疗急性肺栓塞成为可能,尤其是对术后发生的重症肺栓塞,临床难以实施溶栓及抗凝治疗时,急诊微创治疗可成为一种替代方案。

二、适应证

1. 确诊急性 PE 为大面积或次大面积 PE 者。

2. 年龄≤70 岁者,70 岁以上慎重选择。

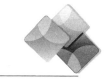

3.出现呼吸困难,胸闷,晕厥症状不超过3周,排除其他病因者。

4.2周内无活动性出血及外伤史者。

2008年欧洲心脏病学会(ESC)肺栓塞诊疗指出,当高危肺栓塞患者存在溶栓绝对禁忌证或溶栓失败,无条件进行外科手术取栓或存在手术禁忌证可考虑对近端肺动脉血栓行经导管栓子切除术。2012年美国胸外科医师协会(ACCP)的急性大面积肺栓塞导管微创移除栓子的适应证基本上与ESC指南相似,但强调了要有专业技术团队。

三、急性肺栓塞微创治疗方案

(一)经导管肺动脉内局部溶栓

经导管肺动脉内局部溶栓是通过肺动脉造影确定肺动脉的栓塞部位,然后导管尖端置于血栓处将溶栓药物直接注入进行溶栓。理论上,经肺动脉导管局部溶栓应该是局部药物浓度高,溶栓效果好,出血等不良反应少。但在1988年Verstraete等通过多中心前瞻性对照研究,观察了外周与肺动脉给予重组组织型纤溶酶原激活剂治疗34例急性大面积肺栓塞患者的血管再通效果及并发症,发现溶栓停止后2小时、5小时两组间疗效无显著差异,同时两组间出血等不良反应也无显著差别。ACCP在2012年的指南中认为,外周静脉溶栓优于经肺动动脉导管局部溶栓治

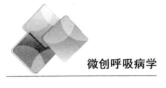

疗急性肺栓塞。

(二)经皮导管碎栓术

经皮导管微创碎栓是利用导管导丝将堵塞肺动脉内的血栓破碎,使肺动脉血流再通,其原理在于肺远端小动脉截面积是中心肺动脉的4倍,外周肺循环容积是中心循环的2倍,这一结构特点决定了中心大血栓经碎栓后再分布进入外周肺动脉可迅速改善血流动力学,提高肺循环血流量,当血栓破碎后,小血栓游离到末梢肺动脉,加之肺是自溶能力较强的脏器,末梢微小血栓可自溶而使血流再通。前瞻性及回顾性研究表明,机械碎栓可成功逆转急性大面积肺栓塞患者的血流动力学障碍,大多数患者平均肺动脉压及肺动脉再通率均显著改善,并可挽救患者的生命。

(三)经皮导管碎栓联合局部溶栓

机械碎栓联合局部溶栓旨在溶解碎栓后随血流到达末梢肺动脉的微小栓子。此外,机械碎栓后可以增大血栓的新鲜表面积,联合肺动脉局部溶栓可以使溶栓药物充分接触血栓新鲜面,从而使残留在末梢肺动脉内的血栓迅速溶解,但溶栓药物作用于远端栓子的有效性还有待证实。

(四)球囊扩张碎栓及支架置入术

球囊扩张碎栓术通过外周球囊导管挤压作用使血栓碎

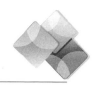

解并能球囊扩张使管腔增大迅速恢复肺动脉血流,提高心输出量,降低肺动脉压,而对于处在危急状态的急性肺栓塞患者无上述微创治疗可行时,肺动脉内支架置入术可作为挽救患者生命的一种途径。但如果栓塞面积大,且并非一个部位栓塞,不考虑采用支架置入术。

四、操作前准备

1. 患者卧位、吸氧、心电监护(包括血氧饱和度和血压的测定等)。

2. 开通静脉输液通道。检查血浆 D－二聚体以了解病情和治疗疗效。

3. 术前应完善 CT 肺血管成像(CTPA)、心电图(ECG)、超声心动图检查了解病变程度;有条件时应当行 CT 下肢静脉造影。

五、操作步骤

1. 患者取平卧位,给予心电、血压、血氧监测,并予 2 ~ 3L/min 低流量氧气吸入。

2. 常规消毒铺巾后,选择无病变侧股静脉或右颈静脉作为穿刺点,穿刺采用改良 Seldinger 法,置入 6F 静脉鞘后,行主动脉和双侧肺动脉造影,测定肺动脉压力。

3. 经导管肺动脉灌注尿激酶溶栓,剂量为 50 万 ~ 150 万 U,对急性期血栓疗效显著,然后续以低分子肝素(LM-

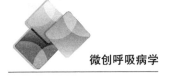

WH)0.4ml,每12小时1次,皮下注射。如果术中溶栓不彻底,可考虑留置导管回病房用微泵持续溶栓,每天测量肺动脉压和作血气分析观察疗效。

4.对肺动脉主干大块血栓栓塞者可沿交换导丝送入球囊导管,将血栓挤碎或用猪尾巴导管旋转碎栓,以扩大尿激酶与血栓的接触面积。

5.如血栓已机化,可用猪尾巴导管钩出或用导引导管吸栓,对急性期或亚急性期肺动脉主干大块血栓,也可通过导引导管送入 ATD 导管进行浸软溶栓或 OASIS 导管流变溶栓以提高溶栓效果。

六、并发症

急性大面积肺栓塞微创治疗最严重的并发症是微创过程中死亡,其他并发症包括室性心律失常、右心室和肺动脉穿孔、致命性的血管内膜出血及肺再灌注损伤、造影剂过敏等。为减少其发生应严格掌握微创治疗指征,对高危患者更应慎重评估微创治疗风险与收益。

七、相关知识

肺动脉栓子大多来自下肢深静脉,而下肢静脉血栓可因职业性长期站立,瘫痪患者长期卧床不起,盆腔手术,肿瘤压迫髂静脉,血液高凝状态等原因所致。对于高凝状态目前主张检查止血过程激活的分子标志物18,如纤维蛋白肽 A(FPA),纤维蛋白降解产物(FDP),D-二聚体,凝血酶

原碎片 1 + 2(F_{1+2}),凝血因子Ⅳa(FⅦa),凝血因子Ⅷ(F
Ⅷ),抗凝血酶(AT),蛋白 C(PC),蛋白 S(PS),组织因子
(FⅢ),P 选择素,组织型纤溶酶原激活剂抑制物(API)等。
溶解深静脉系统的血栓可减少栓子来源,减少 PE 发生,改
善生活质量。常用药物有链激酶(SK)、尿激酶(UK)和重
组型纤溶酶原激活剂(r – tPA)等。对长期站立或卧床者要
定时活动或抬高下肢以利静脉回流,一旦发现下肢肿胀、体
温升高,则要考虑下肢深静脉血栓形成的可能,应及时做彩
超或下肢深静脉造影诊断。对血栓形成者要在下腔静脉放
置滤器后溶栓治疗,血栓位于膝部以下者采用足背静脉或
股动脉尿激酶溶栓,膝部以上静脉血栓可经腘静脉穿刺顺
行插管采用 ATD 导管或 OASIS 导管溶栓。ATD 对亚急性
期血栓(2 周以内)仍有效。对伴有髂静脉狭窄者可用支架
成形术开通血管。

参考文献

[1] KEARON C,AKL E A,Comerota A J,et a1. Antithrombotictherapy
for VTE disease:Antithrombotic Therapy and Prevention of
7Frhombosis,9th ed:American College of Chest Physicians Evi-
dence—Based Clinical Practice Guidelines[J]. Chest,2012,141
(2):419 – 494.

[2] 杨玲,王佳,林建海.急性肺栓塞性肺高压局部溶栓和全身溶
栓的比较[J].中华急诊医学杂志,2005,14:402 – 404.

[3] KUCHER N. Catheter embolectomy for acute pulmonary embolism

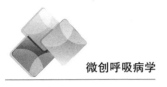
　　　　　　　　[J]. Chest,2007,132:657 – 663.

[4] LEE I,KAVINSKY C J,SPIES C. Massive pulmonary embolism: review of management strategies with a focus on catheterbased techniques[J]. Expert Rev Cardiovasc Ther,2010,8:863 – 873.

[5] NAKAZAWA K,TAJIMA H,MURATA S,et al. Catheter fragmentation of acute massive pulmonary thromboembolism:distal embolisation and pulmonaryarterial pressure elevation[J]. Br J Radiol,2008,81:848 – 854.

[6] GAG H,HUANG G Y,MA L L,et al. Combined catheter thrombus fragmentation and fibrinolysis for acute pulmonary embolism[J]. Intern Med J,2011,41:687 – 691.

第二节　下腔静脉滤器植入术

一、目的

　　深静脉血栓已成为临床上常见疾病。肿瘤、长期卧床、糖尿病、血管炎性疾病、年龄等都是静脉血栓形成的高危因素。其中,部分深静脉血栓患者可能因血栓脱落而形成肺梗死(PET),特别是下肢深静脉血栓尤为常见。因此,对于抗凝治疗存在禁忌证并且具有再次梗死的高危患者或是经过足够抗凝治疗仍然发生再次梗死的患者,下腔静脉滤器植入是非常有必要的。

二、适应证

在下肢深静脉血栓形成（DVT）治疗过程中，作为一种预防 PE 的主要手段，下腔静脉滤器已广泛应用近 20 年，但其适应证仍存在很大争议，焦点主要集中在滤器对远期生存率的影响、放置和回收的时限、是否为溶栓前的必要准备及是否应预防性应用等方面。

美国介入放射学会（Society of Interventional Radiology，SIR）永久性滤器应用指南概括为：

（一）绝对适应证

1. 存在抗凝禁忌证的下肢 DVT 患者，已发生 PE 或血栓为中心性，脱落风险较大。

2. 抗凝失败，包括抗凝中再次发生 PE 和抗凝治疗无法达到标准剂量者。

3. 抗凝中发生严重的并发症，包括严重出血、肝素致血小板减少、骨质疏松症和皮肤坏死。

（二）相对适应证

1. 下腔静脉或髂股静脉血栓或有漂浮性血栓，但未发生 PE。

2. 虽已进行标准的抗凝治疗，但血栓仍不断生成。

3. 已发生 PE 患者接受抗凝治疗中，出现晕厥、步态不

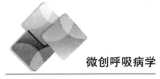

稳、依从性差。

4. 严重肺栓塞,下肢深静脉内仍有血栓,再发 PE 的概率较大。

5. 已放置滤器患者再发 PE。

6. 心肺功能严重障碍的下肢 DVT 患者。

7. 近期接受大手术的 DVT 患者。

8. 妊娠期发生中心型血栓。

9. 下肢 DVT 患者接受溶栓治疗(有争议)。

随着可回收滤器的出现,放置滤器的适应证也相对放宽。SIR 有关可回收滤器的应用指南涵盖了放置永久滤器的适应证,但还包括以下情况:①近期拟行下肢深静脉切开取栓术;②预防性应用:高风险 DVT,包括外伤(广泛骨盆或长骨骨折);脊柱或脑损伤需长期卧床;有较高静脉栓塞风险人群需接受大手术(肥胖、血液高凝状态、既往有 DVT 或 PE 病史);恶性肿瘤进展期;静脉重建;③漂浮血栓或中央型大块血栓;④心肺储备功能较低的 PE 患者。

三、禁忌证

1. 造影剂过敏、甲亢。

2. 严重凝血机制障碍。

3. 严重的心、肝、肺、肾功能障碍。

4. 全身衰竭,不能耐受静脉插管操作者。

5. 重度感染,粒细胞、血小板减少等化疗禁忌证的患者。

四、操作前准备

1.所有患者术前常规完善血常规、肝肾功电解质、凝血四项、乙肝标志物、心电图、胸部 CT 扫描等检查。

2.术前应完善双下肢动静脉彩超,评估手术过程中栓子脱落风险。

五、操作步骤

1.选取穿刺部位:对一侧髂股静脉血栓患者,取对侧(即健侧)股静脉穿刺;对双侧髂股静脉血栓患者,经右侧颈静脉或左侧锁骨下静脉穿刺。

2.麻醉:以利多卡因或普鲁卡因局麻。

3.在股动脉内侧 Seildinger 法穿刺置入股静脉,置入导丝,透视证实导丝位于脊柱右侧,置血管鞘(一般采用6F)。

4.定位肾静脉:用导丝带右冠或眼镜蛇导管入下腔,在腰 1～2 椎体间盘附近钩取肾静脉,并造影证实,定位最低的肾静脉下缘的位置,其下方 1～2cm 就是滤器上缘应当到达的位置,标记此位点。

5.定位肾静脉后不要动床,以免定位点偏移!

6.撤除右冠导管,保留导丝,撤除血管鞘,沿导丝放入滤器套装内的长鞘,长鞘顶端有标记,在透视下将长鞘送至标记点或标记点上方,固定长鞘,拔除长鞘内的扩张导管和

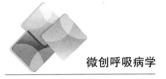

导丝,长鞘接注射器,回抽有血,推注肝素水以防鞘内血栓形成。

7.将滤器推入鞘内(滤器容器有方向标记,注意正确连接),用推送杆推送滤器,至滤器上缘到达标记点,固定推送杆,回撤长鞘至滤器完全释放,将长鞘退至滤器下方3~4cm 的位置,拔除推送杆,经长鞘快速推注约20ml 造影剂,证实滤器放置位置无误。

8.拔除长鞘,局部压迫后,稍加压包扎2~3小时即可。

六、并发症

1.放置位置错误。

2.术中血栓脱落。

3.滤器移位或倾斜:滤器倾斜角度应<15°,过大可影响滤过效果,血栓通过无效的滤器仍可导致 PE。

4.再发 DVT:滤器改变了血液的流动状态,可使原有的 DVT 加重或产生新的血栓;滤器植入后,可使局部血流缓慢并形成涡流,加之高凝状态,导致血栓形成;滤器内捕捉到的血栓延伸,造成腔静脉阻塞。术中全身肝素化和术后积极抗凝、溶栓可有效预防滤器血栓形成。应用可回收滤器、并在 DVT 得到有效治疗后迅速进行回收也是避免DVT 的主要方法。

5.穿刺路径静脉血栓。

6.穿刺部位出血。

7. 滤器折断和腔静脉穿孔。

8. 空气栓塞：多由经颈内静脉路径引起。

七、相关知识

深静脉血栓形成和肺栓塞是静脉血栓栓塞疾病的两个不同发展阶段。在我国，未经治疗的 PE 病死率高达 20% ~30%，仅次于肿瘤和心肌梗死。下肢 DVT 是导致 PE 的最主要原因，90% ~95% 肺动脉栓子来源于下肢 DVT，60% ~70% 未经治疗的下肢 DVT 患者可发生 PE。目前应用肝素、口服华法林等系统抗凝是防治 DVT 及 PE 的主要手段，但仍有相当一部分患者可发生或再次发生 PE；此外，抗凝有引起出血的风险，在某些高危人群中应用受限。股静脉或股浅静脉结扎术、下腔静脉结扎术、褶皱法及临时夹闭术等术式相继出现，起到预防 PE 的作用，但引起下肢水肿的概率相当高。1967 年，Mobin Uddin 伞形下腔静脉滤器的出现为 PE 的预防开辟了一个崭新的领域。目前下腔静脉滤器在结构、放置方法及性能等方面均有很大改进，临床应用相当广泛，已成为预防 PE 发生的主要措施之一。

使用滤器可使下肢 DVT 患者 PE 发生率由 60% ~70% 下降到 0.9% ~5.0%。欧洲开展的一项随机对照试验选择 400 例下肢 DVT 患者，随访时间长达 8 年，抗凝加放置永久滤器组的 PE 发生率为 6.2%，而单纯抗凝组的

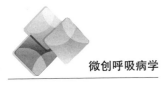

PE 发生率为 15.1%（$P=0.008$）。已回收滤器捕捉的血栓也间接证明,在 DVT 溶栓等治疗过程中,绝大多数患者存在大小不同栓子的脱落。因此,滤器预防 PE 的作用不容置疑。

几种常用的滤器为:

1. 不锈钢滤器　1973 年由 Greenfield 等发明,由 6 条弯曲的波浪状辐条排成圆锥形,是上市时间最长、应用最广泛、评价最高的一种滤器,几乎成为一种行业标准,其他滤器的性能大多与之进行比较。Greenfield 发表了 SGF 的经验总结:642 例 SGF 植入患者中,4% 再发 PE,下腔静脉通畅率达 96%。2000 年,Streiff 报道 SGF 植入患者再发 PE 概率为 2.6%,下腔静脉通畅率为 96.4%。

2. 鸟巢式滤器(BNF)　1982 年发明,由 4 条具有生物相容性的不锈钢丝组成,释放后跨度达 60mm,适合于直径 >28mm 的下腔静脉内。Nicholson 等报道 78 例植入 BNF 患者再发 PE 概率为 1.3%,下腔静脉血栓形成率为 4.7%;Streiff 的调查结果则分别为 2.9% 和 3.9%。

3. Simon 镍钛合金滤器(SNF)　由 53% 镍、45% 钛和 2% 钴构成,室温下很柔软。一旦加热,即使仅达到体温水平,也能恢复至出厂时的塑形,此种特性称为热记忆性。体外实验证明,与其他滤器相比,SNF 能拦截到更小的血栓。114 例 SNF 植入患者再发 PE 概率为 4.4%,下腔静脉内血栓形成率为 3.5%。

4. trapease 滤器　2000 年通过 FDA 认证,由激光切割的镍钛合金构成,无焊点,由上下两个网篮构成。Kalva 等报道 751 例植入 trapease 滤器的患者,再发 PE 概率为 6.8%,下腔静脉阻塞概率仅为 0.2%。

参考文献

[1]　STREIFF M B. Vena caval filters:a comprehensive review[J]. Blood,2000,95(12):3669 – 3677.

[2]　KALVA S P,WICKY S,WALTMAN A C,et al. TrapEase vena cava filter:experience in 751 patients[J]. J Endovasc Ther,2006,13 (3):365 – 372.

[3]　BINKERT C A,BANSAL A,GATES J D. Inferior vena cava filter removal after 317 day implantation[J]. J Vasc Interv Radiol, 2005,16(8):1156 – 1158.

[4]　LORCH H,WELGER D,WAGNER V,et al. Current practice of temporary vena cava filter insertion:a muhicenter registry[J]. J Vasc Interv Radiol,2000,11(1):83 – 88.

[5]　HANN C L,STREIFF M B. The role of vena eaval filters in the management of venous thromboembolism[J]. Blood Rev,2005,19 (4):179 – 202.

[6]　GREENFIELD L J. Eight – year follow – up of patients with permanent vena cava filters in the prevention of pulmonary embolism:the PREPIC (Prevention du Risque d'Embolie Pulmonaire par Interruption Cave) Randomized Study[J]. Perspect Vasc Surg Endovase Ther,2006,18(2):187 – 188.

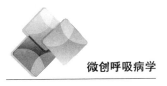

[7] GIRARD P, STERN J B, PARENT F. Medical literature and vena cavafilters: so far so weak[J]. Chest, 2002, 122(3): 963 – 967.

第三节 经皮穿刺上腔静脉支架植入术

一、目的

上腔静脉综合征(superior vena cava syndrome, SVCS)是指由于各种原因引起的上腔静脉完全或不完全阻塞的症候群,绝大多数为恶性肿瘤压迫上腔静脉所致,其中以支气管肺癌最为常见。临床表现为面、颈、上胸部和上肢瘀血、肿胀,并可伴有眼眶水肿、视力模糊、胸闷、气促、头痛和头晕等复杂症状。由于患者往往一般情况较差,难以耐受较大创伤的外科搭桥手术,该综合征以往治疗以放化疗为主,但存在疗效差、不能及时解除上腔静脉阻塞及容易复发等缺点。而经皮穿刺上腔静脉支架植入术这一血管微创方法具有创伤小、恢复快、效果明显、并发症少等优点,故逐渐为临床医生所重视。

二、适应证

1. 临床症状重、发展快,内科保守治疗无效的患者。
2. 保守治疗失败或不能耐受外科手术治疗。

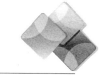

三、禁忌证

1. 发展较慢,临床症状轻,造影显示侧支循环良好者不考虑行内支架术。

2. 严重心脑血管疾病。

3. 严重凝血功能障碍。

4. 碘过敏。

5. 合并腔静脉新鲜血栓形成者。

6. 其他一些基础疾病,考虑不能耐受手术者。

四、操作前准备

1. 所有患者术前常规完善血常规、肝肾功电解质、凝血四项、乙肝标志物、心电图、胸部 CT 等检查。

2. 术前 1 天给予会阴部备皮。

3. 患者支架植入术前需经 CTA 和/或肘前静脉造影明确上腔静脉阻塞程度及范围。同时将猪尾导管经股静脉入路置于上腔静脉下段造影,明确闭塞段部位。

4. 病人术前 2 天口服用阿司匹林、潘生丁,并根据术前造影结果选择合适的腔静脉支架。常用的有美国 COOK 公司生产的 BARD "Z" 形支架,直径 10 ~ 14mm,长度 60 ~ 80mm,扩张用的球囊直径 10 ~ 25mm。

五、操作步骤

1. 患者取平卧位,给予心电、血压、血氧监测,并予 2 ~

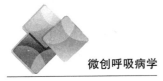

3L/min 低流量氧气吸入。

2. 常规消毒铺巾后，采用改良 Seldinger 法穿刺右侧股静脉置入 7F 静脉鞘。并可根据患者体重行全身肝素化(1 500～3 000U)。

3. 将猪尾巴导管送至无名静脉水平造影,若上腔静脉闭塞严重,可利用导丝先行通过再引入导管。如果导丝通过也有困难,可选择上入路(即穿刺锁骨下静脉或颈内静脉进行双向同时造影)以显示病变范围。

4. 将导丝通过狭窄段,经导丝将球囊置于狭窄段,球囊的长度应与狭窄段等长或稍长,最大直径不应超过临近狭窄段正常血管的最大内径,透视下推造影剂膨胀球囊。每次维持 15～30 秒扩张 3～4 次。

5. 选择合适的支架,一般选用的支架长度应较狭窄段长 2～4cm,直径与邻近正常血管粗细一致或稍粗,支架放置以狭窄段中点为中心,上下端超越狭窄段 1～2cm。但在上腔静脉进入心房前 2cm 处为奇静脉开口,要避免支架阻塞奇静脉开口。

6. 再次行上腔静脉造影,观察支架膨胀情况及狭窄处缓解情况。

六、并发症

1. **肺动脉栓塞** 为最严重的并发症,在上腔静脉造影时,如发现上腔静脉血栓形,应避免血管内支架治疗。

2.**声音嘶哑** 主要可由于支架膨胀及组织或肿块水肿导致喉返神经受压所致。

3.**吞咽困难** 主要原因也为支架膨胀物理挤压所致,但发生率不高。

七、相关知识

早期应用于上腔静脉狭窄的支架有 Gianturco Z、Palmaz、Wallstent 和 Angiomed 支架。近年来也开始报道 Luminexx 和 Smart 支架应用于 SVCS 的治疗。Gianturco Z 支架缺点较多,诸如直径较大、柔顺性较差、植入所需静脉鞘较大等,现在上腔静脉应用逐渐减少。Palmaz 为球扩支架,不具有自膨性,因而容易压缩和滑脱。目前应用较多的是 Wallstent 支架,其具有良好的自膨能力及柔顺性。植入上腔静脉狭窄段可以较好地对抗肿瘤的生长压力。笔者认为肺癌合并 SVCS 的患者行支架植入解决上腔静脉阻塞后,再经支气管动脉化疗栓塞不但有利于原发病灶的控制,还可有效延长支架通畅时间。

参考文献

[1] YIM C D,SANE S S, BJARNASON H. Superior vena cava stenting[J]. Radiol Clin North Am,2000,38:409 – 424.

[2] 顾建平,何旭,陈亮,等.超选择性支气管动脉栓塞化疗治疗肺癌[J].中华放射学杂志,2003,37:908 – 911.

[3] RAMAN U. Quality Assurance Guidelines for Superior Vena Cava

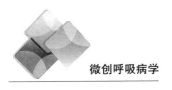
Stenting in Malignant Disease[J]. Cardiovasc Intervent Radiol, 2006, 29:319 – 322.

[4] CLARK T W. Endovascular stenting in superior vena cava syndrome: utility of a through – and – through guidewire technique [J]. Can Assoc Radiol ,2000,51:254 – 259.

[5] 张福君，吴沛宏，黄金华，等.内支架联合局部定向溶栓治疗上腔静脉综合征[J].中华肿瘤杂志,2000,22:507 – 509.

[6] 谢晓东，廖正银，卢武胜，等.肺癌合并上腔静脉综合征的血管内支架及溶栓治疗[J].临床放射学杂志,2001,20:388 – 391.

第四节　支气管动脉栓塞术

一、目的

支气管动脉栓塞术（bronchial artery embolization, BAE）。最早应用于咯血的治疗,且近期疗效极佳。后来发现 BAE 通过对肿瘤供血动脉进行栓塞,可以达到肿瘤缺血坏死的目的,且 BAE 和支气管动脉灌注（bronchial artery infusion,BAI）具有相互协同的作用,故逐渐联合 BAI（即 BACE）应用于肺癌的治疗中。BAE 通过对供血动脉的栓塞,延长了 BAI 药物滞留肿瘤时间,同时栓塞剂可与化疗药混合,使得药物在肿瘤内缓慢释放,增强治疗效果。国内外已有较多的文献报道 BACE 疗效优于 BAI。

二、适应证

1.急性大咯血(＞300ml/24h),经内科治疗无效者。

2.反复大咯血,不适宜手术或拒绝手术者。

3.经手术治疗又复发咯血者。

4.各种原因引起的反复中等量咯血者(100～300ml/24h)。

5.由于肺结核引起的长期反复小量咯血,痰中带血,内科治疗无效而患者坚决要求者,为相对适应证。

6.隐源性咯血,希望明确诊断并做治疗者。

7.肺癌的微创治疗,特别是肺癌伴咯血患者。

三、禁忌证

1.有严重出血倾向、感染倾向、重要脏器衰竭、全身一般情况差以及不能平卧者。

2.导管未能超选靶血管者。

3.造影剂过敏者。

4.存在较大异位栓塞可能,如支气管动脉—肺动脉瘘或支气管动脉—肺静脉瘘。

四、操作前准备

(一)导管室的准备

微创手术在装有血管造影机的相对无菌导管室中进

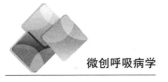

行,房间术前用紫外线灯照射消毒 30～60 分钟,地面用 1:1 000 苯扎溴铵(新洁尔灭)溶液或其他消毒液擦净,进入操作间人员要换导管室专用的拖鞋,戴口罩帽子。

(二)器械用品的准备

1. 用消毒液浸泡穿刺针、刀片、导管、导丝等。

2. 准备敷料及治疗包,送供应室高压消毒。

3. 敷料包中包括:大包布 1 块,大单 1 块,手术衣 2 件,中单 1 块,手术孔单 1 块,小治疗巾 5 块,手术剪、小弯钳各 1 把,巾钳 4 把。

4. 治疗包中包括:搪瓷方盘 1 个,治疗巾 3 块,弯盘 2 个,注射器若干。

5. 手术用药,包括麻醉药、肝素、造影剂、栓塞剂。

6. 各种急救药品。

7. 必要的大咯血抢救设备。

(三)临床准备

1. 凡有手术适应证的患者由临床医师与放射科联系,确定手术日期。

2. 术前临床医师要与患者家属说明病情,告知手术的情况,讲解手术同意书的内容,征得家属同意并签字。

3. 术前 1 天给予会阴部备皮。

4. 术前 1 小时给予盐酸法舒地尔 30mg 静脉滴注,并予地塞米松 5~10mg 及盐酸格雷司琼 3mg 推注,以降低 BAI 术中支气管动脉痉挛及术后恶心、呕吐等不良反应发生。

五、操作步骤

1. 患者取平卧位,给予心电、血压、血氧监测,并予 2~3L/min 低流量氧气吸入。

2. 常规消毒铺巾后,采用改良 Seldinger 法穿刺右侧股动脉置入 5F 动脉鞘。根据患者体重行全身肝素化后(1 500~3 000U)。

3. 导入 5F 猪尾管。嘱患者呼吸配合后行降主动脉 DSA 造影,以明确支气管动脉开口位置及走行方向。

4. 选用 4F Cobra 或 5F RG 导管超选患侧支气管动脉后,行支气管动脉造影,明确其有无肋间动脉、食道动脉、脊髓动脉共干吻合,必要时可行利多卡因实验及加用 3F SP 管避开上述动脉,操作过程切记要轻柔,避免支气管动脉痉挛及动脉夹层形成。

5. 插管成功后,遂行支气管动脉栓塞术。栓塞过程应在透视下进行,并注意有无栓塞剂的外溢及患者有无胸痛、下肢麻木等症状。

6. 术毕穿刺内口处加压包扎,右下肢制动 6~8 小时。

六、并发症

支气管动脉解剖变异大且血供范围较广,这就决定了

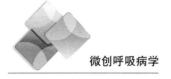

栓塞并发症的发生难以预见。其中较为严重的并发症包括脊髓损伤、心肌梗死、脑血管意外、脾肾梗死、支气管瘘、膈肌麻痹、主动脉夹层、纵隔血肿;较轻微的并发症主要包括肋间动脉缺血、胸痛、短暂性吞咽困难、一过性短暂性皮质盲,短暂的左眼眶或前额疼痛。前者发生率较低,但一旦发生,很可能是永久的、致命的;后者虽较为常见,但给予临床对症处理后,一般可以完全恢复。

七、相关知识

BAE 最常见的严重并发症为脊髓损伤,包括脊髓梗死及横贯性脊髓炎。如发生脊髓损伤不及时处理,可能导致患者永久性截瘫。脊髓损伤的机理与其解剖相关。脊髓的主要供血来自行走于前正中裂的脊髓前动脉(占 2/3 的血供)及前后根动脉。胸 3 ~ 10 节段脊髓前动脉及根动脉均较为纤细,且分支间吻合不均匀,加之约有 15% 的人此段缺少后根动脉,故此段脊髓血供较差。正如前所述,右侧第 4 ~ 6 肋间动脉常与同侧支气管动脉共干,且常与脊髓动脉分支吻合,故此处栓塞易发生脊髓损伤。因此行右侧支气管动脉栓塞治疗时,如发现肋间动脉共干,应"超选"支气管动脉避开肋间动脉,避免误栓的发生。脊髓损伤一旦发生,应立即处理。可立即给予扩血管类药物(如尼莫地平持续泵入),足量激素、脱水剂以减轻水肿,并辅以营养神经类药物治疗,必要时可行脑积液置换。

参考文献

［1］ VINAYA K N,WHITE R I,et al. Reassessing bronchial artery embolotherapy with newer spherical embolic materials［J］. J Vasc Interv Radiol,2004,15(3):304 – 305.

［2］ FITZGERALD D B,SURAN E L,SARGENT J. Posterior circulation infarct after bronchial artery embolization and coiling［J］. Neurology,2005,65(8):1312.

［3］ SRIRAM K B,TAYLOR D J,HOLMES M. Systemic multifocal infarction following bronchial artery embolization with microsphere particles. Intern Med J,2007,37(10):734 – 735.

［4］ 张电波,肖湘生,欧阳强,等. 支气管肺癌栓塞化疗:明胶海绵与碘油［J］. 中国医学计算机成像杂志,2001,7(5):314 – 316.

［5］ SEOK HAHN,YOUNG JU KIM,WOOCHEOL KWON,et al. Comparison of the Effectiveness of Embolic Agents for Bronchial Artery Embolization:Gelfoam versus Polyvinyl Alcohol［J］. Korean J Radiol,2010,11(5):542 – 546.

［6］ TAKAYASU K. Prospective cohort study of transarterial chemoembolization for unresectable hepatocellular carcinoma in 8510 patients. Gastroenterology,2006,131(2):461 – 469.

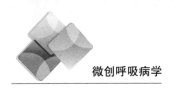

第三章　非内镜非血管微创技术

第一节　经皮肺穿刺活检术

一、目的

经皮肺穿刺活检术是胸腔穿刺的深入,针头通过胸壁、胸膜腔脏层胸膜穿刺入肺。主要是进行肺实质的活组织检查,一些肺部疾病,尤其位于周围肺野者,虽经常规检查及纤维支气管镜检查,临床医师亦难以做出正确的诊断。对这类患者采用经皮针刺肺活检,通过采集细胞学和组织学标本进行检查可获得确诊。因其操作简单、创伤小、并发症少,检查费用低廉,确诊率高等优势逐渐受到呼吸内科医生重视,能解决临床重要的诊断问题。

二、适应证

1.肺部孤立性结节或肿块病因的鉴别诊断,尤其是怀疑肺癌者。

2.对于肺周围区的病灶或肺门区肿块,支气管镜检查阴性者。

3. 肺部多发病变的鉴别诊断有时极为困难,可行穿刺活检。

4. 胸膜或胸壁肿块确定诊断。

5. 为了明确肿瘤的细胞类型以便制定合理的化疗或放疗方案,或为手术提供依据。

6. 肺部孤立性结节或肿块病因的鉴别诊断,尤其是怀疑肺癌者。

7. 对于肺周围区的病灶或肺门区肿块,支气管镜检查阴性者。

8. 肺部多发病变的鉴别诊断有时极为困难,可行穿刺活检。

9. 胸膜或胸壁肿块确定诊断。

10. 为了明确肿瘤的细胞类型以便制定合理的化疗或放疗方案,或为手术提供依据。

三、禁忌证

1. 患有出血性疾病或近期严重咯血者。

2. 严重心肺功能不全或肺动脉高压者。

3. 肺部病变可能是血管性疾患,如血管瘤或动静脉瘘等。

4. 剧烈咳嗽不能控制、不合作者。

5. 严重的凝血功能障碍或活动性大咯血者。

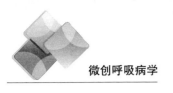

四、操作前准备

1. 嘱患者做好心理准备,密切配合经皮肺穿刺检查。

2. 了解患者病情以排除检查禁忌,了解穿刺时患者的体位及部位。

3. 完善血常规、凝血、血气分析、心电图、胸部 CT 扫描等检查,排除检查禁忌,确定检查部位。

4. 严格执行无菌操作原则,局部麻醉,通过 CT 定位体表穿刺点。

5. 准备穿刺器具

(1)经皮肺穿穿刺针。

(2)消毒器具及 5ml 空针。

(3)生理盐水及局部麻醉药物(利多卡因)。

(4)胸穿包及 50ml 空针(出现气胸时立即可行抽气对症处理)。

(5)组织物存放瓶。

五、操作步骤

1. 根据胸部 CT 扫描片明确病灶的位置及与邻近结构的关系,确定患者 CT 扫描引导下的体位及进针部位。

2. 将体表定位器置于初步确定的进针部位,胸部 CT 扫描,选取无肋骨或肩胛骨阻挡,离病灶距离最近,能避开大血管、明显的支气管、肺大疱、叶间裂及病灶坏死区的体

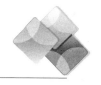

表位置为进针点,测量好由此进针的角度和深度。

3.常规消毒、铺洞巾,2%利多卡因局部浸润麻醉。也可在麻醉后,留置麻醉针,再次进行 CT 扫描,确保麻醉针尖是否在所取组织方向。确定后可拔出麻醉针,选取合适活检针,注意保持活检针干燥,必要时予消毒纱布擦拭。根据定位角度和深度进针,也可在进入胸膜腔之前行胸部 CT 扫描确认进针方向和深度,并酌情调整。在针尖接近胸膜时嘱患者屏气,按既定方向和深度迅速进针,然后再行 CT 扫描明确针尖位置,如位置不对,则根据扫描所见,判断拟改变的角度和深度加以调整,直至针尖位于病灶边缘内侧。注意活检针在活检时需较快手法,避免出现气胸,导致穿刺失败。

4.当活检针的针尖位于病灶边缘内侧时即可行活检,活检方法则根据活检针不同而异。

(1)抽吸针:采用细针抽吸法。取出针芯接上 50ml 针筒并提插抽吸,提插幅度为 0.5～1.0cm。注意拔针前应去除负压,也不能加正压,以免抽吸物吸入针筒内或将抽吸物推出针尖。获取的标本立即涂片,用无水乙醇固定送细胞学检查,组织块则放入 10% 甲醛溶液中固定送组织学检查。必要时,可就近另选穿刺点再次穿刺抽吸活检。

(2)切割针:采用活检枪活检法。活检前活检枪深度切割长度、加载动力,当活检针芯抵达病灶边缘内侧,将针芯固定到活检枪上,打开保险,启动扳机,活检后迅速拔针。

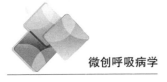
取得条形标本立即放入 10% 甲醛溶液固定送细胞学检查。必要时就近另选穿刺点或多角度重复穿刺活检。

5. 活检后注意观察患者有无胸闷、气急、咳嗽、咯血、呼吸困难、神志改变等表现,常规活检后行胸部 CT 扫描,观察有无气胸、肺出血等并发症。如有气胸和肺出血,一般在活检后数分钟内即可被发现;活检后需立即返回病房卧床休息。

6. 在实时超声引导下进行的肺活检,体位及进针点均由超声检查后确定。局部皮肤消毒铺巾,用消毒乳胶手套包裹超声探头,穿刺方法同上,活检针在实时超声引导下插入深部,一旦针尖到达病变内,即可撤除探头,进行活检。但一般超声引导效果较 CT 扫描引导差,一般适用于临近体表较大肺部包块的穿刺。

六、并发症

1. 气胸。

2. 出血。

3. 空气栓塞。

4. 感染。

5. 癌细胞针道种植等。

七、并发症的处理

并发症以气胸和出血最常见。少量气胸一般不治疗,卧床休息 2 ~ 3 天气胸可自行吸收,当肺体积压缩大于30% 或出现呼吸困难时需要排气治疗。使用大口径穿刺针,穿刺点在肺门附近或反复多次穿刺易发生出血,出血量多时,嘱患者卧床休息外,应对症治疗,预防窒息。

八、相关知识

病理检查是诊断肿瘤的金标准,也是鉴别良、恶性疾病的金标准。临床病理检查肺部疾病及胸膜疾病多采用纤支镜、内科胸腔镜等,而临床实践证明,经皮肺穿刺对肺部包块及结节临近胸膜且无法通过纤支镜活检时对疾病诊断的准确率是其他方法无法比拟的,是诊断肺部疑难疾病的较好且简便的方法。有非常高的临床价值,值得推广。综上所述,经皮活检术对部分肺部疾病的诊治过程中有重大意义,临床呼吸内科医师应加强经皮肺穿刺活检的认识及熟练操作,并推动其发展及广泛应用。更好、更快的为患者肺部疾病诊治做出贡献。

参考文献

[1]　陈正贤.介入肺病学[M].第 2 版.北京:人民卫生出版社,2011.

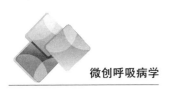

第二节　肿瘤粒子植入术

一、目的和背景

粒子植入治疗可以追溯到 20 世纪初。早在 1909 年，法国巴黎镭放射生物实验室就利用导管，将带有包壳的镭置入前列腺，完成了第一例近距离治疗前列腺癌。但早期技术由于剂量掌握不当，会造成患者直肠严重损伤，所以运用并不广泛。直到 1931 年，瑞典研究人员提出了近距离治疗的概念，并发明了剂量表格计算方法，才减低了并发症风险。20 世纪 70 年代，美国纽约纪念医院开创了经耻骨后组织间碘粒子种植治疗前列腺癌的先河，形成了今天前列腺癌近距离治疗的基础。放射性粒子植入治疗早期前列腺癌在美国等国家已成为标准治疗手段，在国内其治疗理念也渐渐得到认可。

粒子植入全称为"放射性粒子植入治疗技术"，是一种将放射源植入肿瘤内部，让其持续释放出射线以摧毁肿瘤的治疗手段。粒子植入治疗技术涉及放射源，其核心是放射粒子。放射性粒子植入治疗技术主要依靠立体定向系统将放射性粒子准确植入瘤体内，通过微型放射源发出持续、短距离的放射线，使肿瘤组织遭受最大限度杀伤，而正常组织不损伤或只有微小损伤。专家认为，相比其他肿瘤治疗技术,放射性粒子植入治疗技术本身技术含量并不高、难度并不大。但由于直接植入人体内,而且是放射源,所以要严格把握适应证。

二、适应证及禁忌证

(一)适应证

1. 未经治疗的原发癌症,如肺癌、前列腺癌等。
2. 需保留重要功能性组织,或手术将累及重要脏器。
3. 不宜或患者不愿行根治性手术。
4. 手术中肿瘤累及重要组织,只能行姑息手术的病例。
5. 为预防癌症局部或区域性扩散,增强根治效果的病例,可以进行预防性植入。
6. 转移性肿瘤病灶或术后孤立性肿瘤转移病灶而失去手术价值者。
7. 外放疗后因剂量或组织耐受等原因致癌灶局部残留的病例。

(二)禁忌证

1. 出凝血障碍。
2. 脏器功能严重衰竭。
3. 精神障碍。

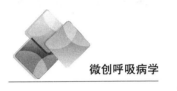

三、操作技术与方法

(一)基本设施

主要设备包括:CT 扫描机、穿刺针、粒子植入鞘等。

植入粒子^{125}I 的物理特性:

(1)^{125}I 的半衰期为59.43 天,电子俘获衰变伴随有特征 X 射线和内转换电子。

(2)^{125}I 植入粒子的临床治疗作用是由射线对组织的电离辐射产生的。

(3)钛壳有很好的生物组织相容性。Ag 棒和钛壳两者的总自吸收约35%。

(4)每个单个植入粒子的剂量分布不是各向同性的。

(5)电子为^{125}I 植入粒子的钛壁所吸收,主要为35.5keV 的 γ 射线,还有从 Ag 棒发射的22.1keV 和25.2keV 的荧光 X 射线。

(二)术前准备

1.完善相关影像学检查,了解肿块位置及大小,制定布源设计图。

2.完善相关告知:手术同意书,永久性植入人体材料同意书。

3.患者准备:完善相关血液学检查、术前针注射。

4.设备的准备和联系。

四、方法及流程

(一)定位

1.体表肿瘤常需经过正常组织进针,肺部肿瘤一般选择离胸壁最近点进针或者选择有胸膜粘连部位进针,减少对正常组织的损伤。

2.经 CT 扫描体表定位后,患者体位要保持固定不变。

3.患者保持自然呼吸状态,不用憋气。

4.确定的穿刺点用标记笔标识。

(二)流程

1.常规消毒铺巾,2% 利多卡因局麻。

2.用注射针头再次 CT 扫描核实穿刺点位置和角度。

3.根据注射针头导向角度和进针长度选择 15cm 或者 20cm 长的 18G 穿刺针逐层穿刺进针到达靶部位。

4.穿刺针远侧段到达肿块边缘 5mm 左右,释放第一颗粒子。

5.按照治疗计划和布源设计路径,退针 8 ~ 12mm,再植入粒子,穿刺针退至肿块近侧,释放粒子后,根据需要,将此针作为参照,决定第二针进针路径。

6.如需经过正常肺组织进针,可采用单针调整技术,否

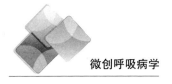

则建议运用参照针技术。

五、优点

1. 靶器官准确,正常组织损伤小。

2. 低剂量(每小时 10U)长时间(60 天)连续放射,疗效高。

3. 放射能量得到完全利用。

4. 多种植入方式(经皮穿刺、腔镜、手术中),满足不同患者的需求。

5. 设备费用低。

6. 此疗法的适应证颇广,外科手术的同时与放射疗法综合,可将局部控制率大大提高。与治疗方法相比,具有费用低廉、生活质量高、住院时间短等优点。

六、并发症及处理

1. 气胸　术前准备好气胸抢救设备及物品,一般均为小量气胸,给予吸氧后可自行吸收。若患者出现明显加重的呼吸困难,抑或张力性气胸时应积极处理,必要立即行床旁闭式引流。

2. 出血　穿刺针到达预定位置后,退出针芯,可见鞘内出血,首先区分是否为较大血管或动脉血管出血。粗大血管和动脉血管出血应调整针尖位置,将针芯放入针鞘内观察,出血停止后再次植入粒子。若出血不易停止,可以用

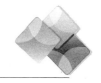

2ml 无水酒精缓慢注射,待出血停止后再植入粒子。

七、术后随访

1. 患者粒子植入术后一周行 CT 扫描复查了解粒子分布等情况,同时运用计划系统验证。

2. 出现盲区或遗漏区,再次根据计划补种。

3. 术后 3 月增强 CT 扫描复查,了解肿瘤情况,必要时 PET－CT 检查。

八、放射性粒子种植治疗的展望

随着影像技术的发展,目前 B 超、MRI 引导下植入术都有所发展,尤其在外科手术中粒子植入引入临床。

但尚有许多问题需要解决,如不同增殖速率的肿瘤如何选择不同放射性核素,以获得最大的杀伤效应;粒子种植治疗与外放疗的合理结合;新的放射性核素的临床应用前景如何等。

总之,粒子种植治疗肿瘤由于其创伤小、靶区剂量分布均匀和对周围正常组织损伤小等特点,使其临床应用显示了广阔的前景。

参考文献

[1] PARKIN D M,BRAY F,FERLAY J,et al. Global cancer statistics (2002)[J]. CA Cancer J Clin,2005,55:74－108.

[2] LOVET J M, BRUIX J. Systematic review of randomized trials for

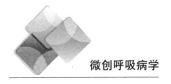

unresectable hepatocellular carcinoma：Chemoembolization improves survival［J］. Hepatology,2003,37:429 – 442.

［3］ LO C M,NGAN H,TSO W K,et al. Randomized controlled trial of transarterial lipiodol chemoembolization for unresectable hepatocellular carcinoma［J］. Hepatology,2002,35:1164 – 1171.

［4］ HUGHES L,WATERMAN F M,DICKER A P. Salvage of suboptimal prostate seed implantation：Reimplantation of underdosed region of prostate base［J］. Brachytherapy,2005,4:163 – 170.

［5］ YOROZH A,TOYA K,OHASHI T,et al. Brachytherapy for prostate cancer［J］. Gan To Kagaku Ryoho,2006,33:424 – 427.

［6］ MACHTENS S, BAUMANN R, HAGEMANN J,et al. Long – term results of interstitial brachytherapy（LDR – Brachytherapy）in the treatment of patients with prostate cancer［J］. World J Urol,2006,24:289 – 295.

第三节　经皮穿刺胸膜腔、肺脓肿灌洗术

一、目的及背景

胸膜腔疾病的诊断及治疗及肺脓肿的治疗目前主要通过经皮胸腔穿刺抽液、抽气、胸腔内局部注射药物及置管引流、抗感染等方式进行,但部分胸腔积液量少、难治性气胸及肺脓肿患者依靠以上诊治方法难以达到预期成效。近年

来逐渐开展并推广的经皮穿刺胸膜腔、肺脓肿灌洗术因其操作简单、创伤小、并发症少、价格低廉、确诊率及治愈率高等优势逐渐受到呼吸内科医生重视,更重要的是经皮穿刺胸腔灌洗术在必要时结合胸腔镜检查,可直视胸膜腔及肺脓肿内病变,可为临床诊断及治疗疾病提供更直观、准确的信息,在一定程度上能解决临床重要的诊治问题。

二、适应证及禁忌证

(一)适应证

1. 均质性肺气肿患者自发性气胸的治疗。

2. 不明原因胸腔积液患者的诊断。

3. 恶性胸腔积液的治疗。

4. 急性脓胸。

5. 急性肺脓肿。

(二)禁忌证

1. 严重的出凝血功能障碍。

2. 严重心肺功能不全,患者不能耐受。

3. 咳嗽不可控制。

4. 胸膜闭锁。

5. 意识清楚但拒绝签署知情同意书者。

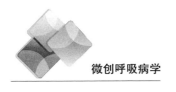

三、操作技术与方法

(一)基本设施

主要设备包括:内科胸腔镜、一次性胸腔穿刺软套管、活检钳、胸腔闭式引流管、带针胸管和水封瓶。

(二)术前准备

1.病人一般情况评估　术前必须对患者的一般情况、心肺功能及凝血功能等进行评价,并行 B 超定位确定进针及胸腔镜开口部位,胸腔积液量少者或无胸腔积液者可在术前注入过滤空气 300~500ml 造成人工气胸。

2.麻醉　一般采取利多卡因皮下及皮内注射局部麻醉,必要时可于术前 10 分钟肌注地西泮 10mg 镇静,并监测生命体征,严格执行无菌操作原则。

3.穿刺部位及胸腔镜开口部位的选择　可根据 X 线胸片、胸部 CT 扫描进行定位,也可根据 B 超定位点并参照胸部 CT 扫描病变范围进行定位。

4.术中监护与支持　术中需密切观察患者生命体征及注意患者自觉不适。

(三)操作的具体步骤与方法

经皮穿刺胸膜腔、肺脓肿灌洗术分为两种:

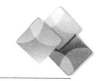

1.非 DSA 引导下的经皮穿刺胸膜腔、肺脓肿灌洗术的步骤与方法：

（1）根据患者胸部 CT 扫描及 B 超定位点选择进针部位。

（2）行胸腔穿刺并人工气胸术。

（3）嘱患者健侧卧位，胸部垫高。

（4）再次结合患者胸部 CT 扫描选择胸腔镜切口部位（胸腔积液多时多选择腋前线第 7~8 肋间隙），常规消毒铺巾，沿肋间隙走向切开长 1.5~2.0cm 的切口放入套管，经套管放入胸腔镜。用于诊断胸腔积液时，可吸取胸腔积液送检，积液量极少时沿胸腔镜注入生理盐水至胸膜腔，反复灌注，最终取灌洗液送检提高胸腔积液检出率。用于治疗恶性胸腔积液时，可于尽量吸取胸腔积液后注入滑石粉、强力霉素、四环素及博来霉素，经治疗可使脏壁层胸膜粘连，从而限制恶性胸腔积液再生及增长；用于治疗急性脓胸时，可用于尽量吸取胸腔积液后注入生理盐水灌洗后，再注入甲硝唑/奥硝唑等抗生素进行灌洗，可提高全身使用抗生素效果，缩短住院时间，尽量避免急性脓胸转变为慢性脓胸，影响患者以后生活治疗；用于气胸的治疗时，可利用胸腔镜喷洒高渗葡萄糖溶液，使气胸肺部破口粘连，从而治愈气胸；用于治疗急性肺脓肿时，与治疗急性脓胸原理一样，不同的是需要将灌洗液直接注入脓腔内，必要时需使用纤支镜联合治疗。

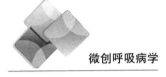

（5）部分患者经 1 次胸膜腔/肺脓腔灌洗即可达到治疗目的，部分患者需反复进行，安置胸腔闭式引流管，治疗结束后需缝合切口，严格执行无菌操作原则。

2.DSA 引导下的经皮穿刺胸膜腔、肺脓肿灌洗术的步骤与方法：

操作方法与上述方法一致，不同的是需要在 DSA 引导下进行，该法定位更准确，但不是每个患者均需使用该方法，必要时可使用该方法。

四、并发症及处理

经皮穿刺胸膜腔、肺脓肿灌洗术是一种安全、有效的诊治方法，不需要全身麻醉，患者均神志清醒，对患者生命体征影响小，但仍存在以下主要并发症：

1.主要的不良反应是轻微的胸痛和低热，均不需特殊处理，对于难治性气胸其远期复发率也较低。胸膜腔注入利多卡因后能缓解部分患者的胸痛症状，注入地塞米松，可预防反应性胸水渗出过多。

2.少数患者出现皮下气肿、切口感染、管周感染，一旦发生上述并发症可通过充分引流胸腔内的气体、疏通胸腔闭式引流管、局部消毒、全身使用抗生素后症状缓解。

3.出血：一般极少发生严重出血，多因富含血管的粘连带撕裂或血管损伤所致，出血少者多自行停止。一旦发生大出血应积极处理，可先在胸腔镜下电凝止血或冰冻止血，同时药物止血,必要时需补液、输血,效果不佳者需行紧急手术。

4.部分患者出现切口疼痛,可予对症处理。

五、注意事项

需严格掌握经皮穿刺胸膜腔、肺脓肿灌洗术的适应证及禁忌证,术前正确选择进针及切口部位,严格执行无菌操作原则,术中仔细观察病变情况及防治术中并发症,术后注意观察患者生命体征及病情变化。

参考文献

[1] CARDILLO G, FACCIOLO F, CARBONE M, et al. Long term follow up of video – assisted talc pleurodesis in malignant recurrent pleural effusions [J]. Cardio Thoracic Surgery, 2002, 212: 302 – 306.

[2] 李伟阳. 胸膜粘连术治疗复发性自发性气胸的临床效果观察 [J]. 临床和实验医学杂志,2010,9(15):1155 – 1156.

[3] 朱玉龙,张建. 15例胸膜腔疾病患者内科胸腔镜检查及临床意义[J]. 新疆医科大学学报,2011,34(1):81 – 83.

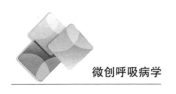

第四节　数字减影血管造影透视下经气管镜肺活检术

一、目的和背景

常规气管镜只能对 3～4 级支气管内的组织取材,对气管镜直视范围难以见到的外周肺病变常常无能为力。而经支气管镜肺活检术(TBLB)其阳性率较低,并发症尤其气胸发生率高。为了对外周病灶准确取材并降低并发症的发生率,DSA 透视下经气管镜肺活检术,应运而生。

二、适应证及禁忌证

(一)适应证

1. 普通纤支镜检查可见范围以外的肺组织内的孤立结节病变,经其他检查未能定性者。

2. 肺部弥漫性病变性质不明者。

(二)禁忌证

1. 大量咯血,通常应在咯血停止后 2 周后进行。

2. 严重心、肺功能障碍。

3. 严重心律失常。

4.不能纠正的出血倾向,如凝血功能严重障碍。

5.严重的上腔静脉阻塞综合征。

6.新近发生心肌梗死,或有不稳定型心绞痛或心电图有明显心肌缺血、心肌损伤表现。

7.已诊断主动脉瘤,有破裂危险者。

8.病变不能除外血管畸形及肺部囊性病变所致者。

三、操作技术与方法

(一)基本设施

主要设备包括:电子支气管镜、DSA 机、活检钳等。

(二)术前准备

1.评估患者基本情况。

2.详细询问病史,测量血压及进行心、肺体检;凝血机制和血小板计数等检查明确出血风险;行肺功能检查及心电图检查;肝功能及乙型肝炎表面抗原和核心抗原的检查;人类免疫缺陷病毒(HIV)抗体检查。

3.评估病灶情况。

4.行胸部 CT 扫描检查,以确定病变部位,大小及范围。

(三)患者准备

1.向患者详细说明检查的目的、意义、大致过程、常见

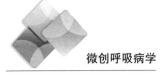

并发症和配合检查的方法等,同时应了解患者的药物过敏史和征得家属与患者的同意,并签署书面知情同意书。

2. 术前禁食、饮 6 小时。

3. 根据需要在术前 30 分钟可用少许镇静药和胆碱能受体阻断药,如地西泮和阿托品肌注,咳嗽较剧烈者可用镇咳药物。

4. 鼻导管给氧下进行检查。

5. 心电监护。

(四)方法

1. 常规气管镜检查:保证患者能较安静地接受检查。因此术前可以使用镇静药。多选用仰卧位,病情需要者亦可选用半卧位或坐位。经鼻或经口插入。有顺序地全面窥视可见范围的鼻、咽、气管、隆突和支气管,然后再重点对可疑部位进行观察。应特别重视对亚段支气管的检查。

2. 病灶定位诊断:仔细阅读 X 线胸片、CT 扫描片,大致定位。置入活检钳术中进行多轴位透视观察,确定活检钳进入病灶中。

3. 活检和刷检:在 X 线透视监察下经支气管至末端肺组织,于患者呼气末进行钳夹。在病变部位应用活检钳钳夹组织,注意尽量避开血管,夹取有代表性的组织。对可疑部位刷检送细胞学检查,同时行抗酸染色以寻找抗酸杆菌,尚可用保护性标本刷(PSB)获取标本做细菌培养。

4.对于可能发生的气胸、大出血等应有充分的抢救措施并备置相应的器械和药品。

四、并发症及处理

其常见并发症与常规纤支镜检查相似。

1.气胸　术前准备好气胸抢救设备及物品,一般均为小量气胸,给予吸氧后可自行吸收。若患者出现明显加重的呼吸困难,或张力性气胸时应积极处理,必要立即行床旁闭式引流。

2.出血　多为局部损伤所致,出血是最常见的并发症。但一般情况下出血不多,无须处理;出血多时可用凝血酶或肾上腺素稀释后(1:10 000 局部用),明确出血点可予 APC 局部电凝治疗。

五、注意事项

1.对于紧贴胸膜的病变,经皮肺穿刺较 TBLB 容易得到较为理想的标本。

2.对于活检病理结果一定要结合其他资料全面分析,以判断其代表性及可信性程度。

3.对于肺部弥漫性病变应根据影像学表现挑选病变较密集的部位做 TBLB,但应尽量避开纤维化严重的区域,因易发生气胸,不在右肺中叶或左肺舌叶行活检。

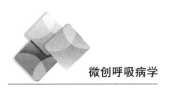

参考文献

- ［1］ TAN B B, FLAHERTY K R, KAZEROONI E A, et al. The solitary pulmonary nodule［J］. Chest, 2003, 123(1):S89 - S96.

［2］ BAAKLINI W A, REINSOS M A, GORIN A B, et al. Diagnostic yield of fiberoptic bronchoscopyin evaluating solitary pulmonary nodules［J］. Chest, 2000,117(4):1049 - 1054.

［3］ 何良文,何梦璋,陈哲林,等. C 臂引导下经纤支镜肺活检在周围性肺疾病诊断中的应用 ［J］. 疑难病杂志,2008,(07).

［4］ 李坚,张蓝石,杭建明,等. 纤维支气管镜肺活检诊断肺孤立性结节和肿块的评价 ［J］. 中国内镜杂志,2008,(07).

［5］ 刘建明,刘新民,孙圣华,等. X 线引导下经纤维支气管镜肺活检 38 例临床分析 ［J］. 中国内镜杂志,2010,(09).

第五节　难治性气胸的微创治疗

一、目的

自发性气胸是临床常见病,包括原发性自发性气胸(primary spontaneous pneumothorax, PSP)及继发性自发性气胸(secondary spontaneous pneumothorax, SSP),难治性气胸是自发性气胸中比较特殊的类型。临床工作中,我们时常会遇到难治性气胸,临床处理比较棘手,传统的处理方式为外科手术,但随着医疗技术的发展,特别是微创呼吸病学技术的不断更新发展,微创技术方式处理难治性气胸越来越受到临床医生的重视,也极大地减轻了病人的痛苦,本文将简单介绍目前常用的难治性气胸的微创处理方法。

二、适应证

1. 存在外科手术禁忌证。

2. 心肺功能较差和(或)存在其他预后不良的基础疾病。

3. 患者拒绝接受电视辅助胸腔镜(VATS)及其他外科手术或无力承担各种手术费用等。

三、禁忌证

无绝对禁忌证。

四、操作前准备

1. 仔细检查胸腔闭式引流系统是否存在漏气,区分是引流系统漏气还是气胸持续漏气。

2. 心电监护(氧饱和、血压、心率),可给予可待因等药物镇咳。

3. 使用自体血等封堵剂时最好在床旁操作,避免术后搬动患者可能将封堵剂咳出,使用封堵器时则不必考虑此问题。

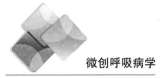

4.存在肺病感染者术前应先控制感染,以减少封堵后并发肺部感染的可能性。

5.其他准备同常规纤支镜。

五、操作步骤

(一)球囊探查定位引流支气管

探查引流支气管是选择性支气管封堵术的关键操作之一,已报道的探查方法包括球囊探查、^{133}Xe、氙气探查及呼气末 CO_2 测定等方法。与其他探查技术相比,球囊探查因简便、有效、经济及安全等优点更具实用性,临床应用也最多。

探查方法:按照常规支气管镜检查操作,经支气管镜工作通道送入探查球囊导管,将球囊导管送达不同叶段支气管开口,充盈球囊使之紧密堵塞支气管口,观察水封引流瓶中气泡改变情况,若明显减少或完全停止说明该支气管为胸膜瘘口所属肺叶肺段的引流支气管。操作中注意事项如下:

1.根据术前影像资料,先对可疑支气管进行探查。

2.无明显线索者的探查顺序为先上叶、后下叶、最后中叶。

3.按"先叶后段"的顺序进行探查,通常不需进行亚段支气管探查。

4.引流瓶中气泡明显减少或完全停止即可确定引流支气管。

5.发现可疑的引流支气管后建议重复堵塞 3 次以确认。

6.部分患者存在跨叶段或多叶段的胸膜瘘口,球囊探查单独叶段无法使引流管气泡停止.定位困难,此时需对上一级支气管进行探查.然后再分别进行封堵。

(二)封堵剂的选择及操作

使用封堵剂时,自体血(或纤维蛋白原)+凝血酶所形成的封堵凝块可在 10～14 天自溶吸收,此时胸膜瘘口已愈合,封堵效果较好。自体血方便、经济,也可使用纤维蛋白原配制溶液与凝血酶配合使用作为封堵剂。封堵剂的配制可选用:

1.每个肺段注入自体血 15～20ml,于明确引流支气管段后即刻抽取自体血,凝血酶 1 000U 及生理盐水 5ml 配制备用。

2.纤维蛋白原溶液 10g/L、凝血酶 50U/ml 备用,每个肺段注入 15～20ml 纤维蛋白原溶液 +(1.5～2.0)ml 凝血酶溶液。

封堵剂注入时推荐采用前端开口的三腔球囊导管将 2 种封堵成分同步推进灌注,使两者在引流支气管中迅速混合并快速凝固形成栓子,封堵效果较好。若仅有常用的双

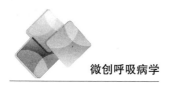

腔球囊导管,建议采用"夹心法"注入封堵剂,顺序如下:凝血酶、自体血(纤维蛋白原)、凝血酶。使用三腔球囊导管的封堵效果优于"夹心法"。注入封堵剂后,保持球囊充盈3~5分钟方可放气,退出支气管镜并嘱患者平静卧床休息(体位视封堵叶段而定)。若术后引流瓶内气泡量明显减少但未完全停止,提示可能存在其他叶段的较小的胸膜瘘口,应继续胸腔引流,经过数小时或数日后瘘口可能自行愈合。

(三)单向活瓣封堵的操作

目前用于难治性气胸的活瓣均为肺减容活瓣,国产镍钛硅酮膜活瓣也在临床试验中,操作基本流程如下:

1. 通过探查确定目标支气管。

2. 测量目标支气管直径,可采用专用测量器,若没有专用测量器也可使用球囊粗略估测:将球囊缓慢充气至恰好贴于目标支气管的管壁上,记录注入的气体量,取出球囊导管,将所记录的气体量再次注入球囊,测量球囊的直径。所得数据即为目标支气管直径的近似值。

3. 根据目标支气管的直径选择适当大小的活瓣,活瓣直径过小易发生移位甚至咳出,直径过大则可能使活瓣口折叠、贴壁不佳,影响封堵效果。

4. 通过支气管镜及各自专用的输送系统将活瓣送达目标支气管后释放。

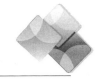

5.观察活瓣开闭情况、引流瓶气泡是否停止或明显减少。对于未完全停止者可继续引流或负压吸引,多数瘘口可在数天内闭合。

6.瘘口愈合后经支气管镜将活瓣取出。部分 COPD 患者放置活瓣同时可达到肺减容的目的,对于这类病例可留置活瓣。

(四)支气管塞封堵的操作

目前可选用的支气管塞只有日本 watanabe 支气管塞,国内尚未引进,但李强等采用人体植入硅胶材料自制支气管塞用于治疗难治性气胸已取得成功并累积了较成熟的经验。支气管塞放置的基本流程如下:

1.通过探查确定目标支气管。

2.估测目标支气管的直径。

3.根据目标支气管的直径选择或自制适当大小的支气管塞,由于支气管具有较好的弹性和扩张性,选择较大直径的支气管塞有利于牢固嵌入。

4.用活检钳夹住支气管塞,将其送达目标支气管、塞入并固定,可联合使用纤维蛋白胶更好地封闭,需注意对上叶尖段支气管进行支气管塞放置时操作可能较困难。

5.瘘口愈合后可经支气管镜将支气管塞取出,对于有肺减容目的的患者可留置支气管塞。

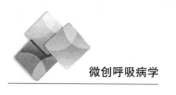

(五)球囊导管填塞的操作

球囊导管填塞主要用于机械通气并发难治性气胸,可起到保证有效通气量及促进破裂口愈合的作用。主要操作流程如下:

1. 确定目标支气管 经鼻送入支气管镜,进行机械通气时可将气管导管球囊稍放气以便支气管镜通过,将球囊导管经支气管镜工作通道送入,按前述步骤探查目标支气管。

2. 放置导丝 确定目标支气管后,退出球囊导管,经支气管镜工作通道将导丝送入目标支气管,退出支气管镜。

3. 留置球囊导管进行填塞 再次进镜,并沿导丝将球囊导管送入目标支气管,并向球囊中注入水溶性碘造影剂充盈球囊、使之填塞目标支气管,观察引流瓶中气体引流情况。

4. 注意事项 球囊导管填塞成功后可行床旁 X 线摄片检查,确定球囊位置以备复查时对照,球囊导管填塞目标支气管后继续留置导丝,并使导丝从导管前端向目标支气管远端伸出 3~4cm,以防止患者咳嗽时球囊导管被弹出移位。

六、并发症及处理

并发症相对较少,极少部分可能会出现阻塞性肺炎或肺不张,予抗感染对症处理或取出封堵器后即可好转。

七、相关知识

自发性气胸是呼吸内科常见的急症之一,治疗措施主要有内科治疗如胸腔穿刺抽气、闭式引流、胸膜硬化术,外科治疗如肺开胸手术、电视胸腔镜手术。但临床上有部分患者经胸腔穿刺抽气、闭式引流后胸膜破裂口难以闭合,还有不少患者由于不愿接受手术或因存在各种严重基础病变而不宜行外科治疗,这给治疗带来困难。这种胸膜破裂口难以闭合的情况即是临床常说的难治性气胸。难治性气胸是自发性气胸治疗时的一个棘手问题,其原因为持续性支气管胸膜瘘,也称自发性气胸持续漏气(persisten tair leak)。难治性气胸的定义及其在自发性气胸中的发生率仍值得探讨,首先难治性气胸没有明确定义,问题的关键在于持续漏气的时间。2003 年"BTS 自发性气胸处理指南"推荐将 PSP 引流 5~7 天后仍持续漏气作为是否进行外科干预治疗的时间点,延长引流时间对患者无益。BTS 及 SEPAR 自发性气胸处理指南对持续漏气(难治性气胸)的治疗措施包括内科胸膜硬化术、微创技术、外科胸膜硬化术、外科胸膜磨损硬化术、开胸手术及 VATS 手术等。开胸手术在上述疗法中复发率最低,但 VATS 由于较小的创伤性而被 SEPAR 推荐作为首选的外科干预手段(包括经 VATS 胸膜磨损硬化术、肺大疱切除术及肺尖胸膜切除术)。临床实践结果显示,不推荐存在外科手术禁忌证或

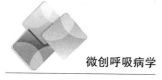

存在预后不良的基础疾病的患者使用 VATS,这一结果与 SEPAR 的意见一致。针对这一情况,临床工作者在探索中采用了选择性支气管封堵术(selective bronchial occlusion,SBO)这一较为安全的支气管镜微创技术。SBO 治疗难治性气胸的基本原理是阻断引流支气管,使破裂口停止漏气,加速愈合。曾奕明等 2003 年首先在国内报道了应用 SBO 治疗难治性气胸,其后广东、河北及厦门等地相继开展相关临床工作或相关研究。SBO 包括引流支气管的定位及封堵两大关键技术步骤,30 年来临床工作者从不同角度对此项技术进行不断的探索与总结,选择性支气管封堵技术已日臻成熟。

参考文献

[1]　曾奕明,洪敏俐,张华平,等.球囊探查加选择性支气管封堵术治疗难治性气胸[J].中华结核和呼吸杂志,2009,32:274 - 277.

[2]　曾奕明.规范选择性支气管封堵术治疗难治性气胸的应用[J].中华结核和呼吸杂志,2011,34:332 - 333.

[3]　WATANABE Y , MATSUO K,TAMAOKJ A,et al. Bronchial occlusion with endobronchial Watanabe Spigot[J]. J Bronchol,2003,10:264 - 267.

[4]　TRAVALIN J M,MCKENNA R J JR,De GIACOMO T,et al. Treatment of persistent pulmonary air leaks using endobronchial Valves[J]. Chest,2009,136:355 - 360.

第六节　内科肺减容术

针对肺气肿的内科肺减容术的常见方法包括：支气管内阀、生物性肺减容、支气管镜热蒸汽消融、肺减容线圈、支气管旁路术等。

一、支气管内阀

支气管内阀由6支伞样镍钛合金支柱（表面为聚氨酯膜）组成（图1）。

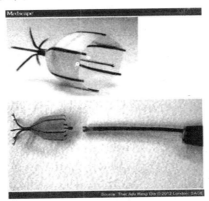

图1　支气管内阀

安装了内阀的肺叶或肺段在吸气时气体流动受限，呼气时气流通畅，根据安装的部位不同，内阀可有不同大小型号选择，可以通过"直接"和"导管"方法运用。预期的气道尺寸通过带有刻度的气球校准，导管内含有能通过2.8mm

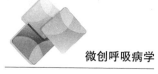

纤维支气管镜工作通道的适当大小的阀,一旦阀门被应用,它可以通过握住中心杆上钳子来调整与移除。支气管内阀治疗后,第 1 秒用力呼气容积、6 分钟步行试验和肺容积并没有改变,但是计算机 CT 断层扫描肺容积减少,生活质量评分有改善(无肺不张),并有好的通气灌注。

支气管镜肺减容术可减少单肺移植以及巨肺气肿、肺大疱的患者肺组织膨胀。

二、生物性肺减容

用可降解生物凝胶注入支气管亚段,导致肺气肿区域气道阻塞和炎症反应,进而吸收肺不张,冻结和缩小肺叶。经过双侧治疗的 50 例以右叶为主疾病患者,多中心实验结果显示:相比每亚段 10ml 血浆纤维蛋白原和凝血酶,每亚段 20ml 血浆纤维蛋白原和凝血酶 CT 能检测到肺局部疤痕,有更好的第 1 秒用力呼气容积和用力肺活量、低残气量。这种高剂量在同质性肺气肿患者也有类似改进。一侧肺上叶 5 ~ 8 气管段比双肺上叶共 4 段治疗效果好,大多数患者术后都会有发热和白细胞增多,有些患者 COPD 急性发作,但不会致死。聚合物肺减容术概念在评估中,水凝胶泡沫代替凝胶注入支气管亚段,附着到肺泡,吸收气体和塌陷的肺叶,Ⅱ 期临床试验结果期待中。

三、支气管镜热蒸汽消融

该技术的工作原理是控制蒸汽热能,从而引起急性组织损伤、疤痕、收缩肺,类似于肺减容术(lung volume reduction surgery,LVRS)的目标。由一个可重复应用的水蒸气生成器和一次性的水蒸气导管组成。治疗时,先将患者全麻插管,通过气管镜将水蒸气导管送入肺气肿目标治疗区域的段支气管。膨胀导管头的球囊以封闭治疗区域,然后释放预定剂量的热水蒸气,利用蒸汽的热能造成治疗区域内肺组织急性损伤,诱导组织修复及随后的纤维化,达到减低肺容量的目的。改善侧支通气的影响,改善机械呼吸做功。蒸汽导管进入节段性气道,气囊充气形成密封,按预定的蒸汽剂量实施。11 例接受单侧肺上叶支气管镜热蒸汽消融的严重异质性肺气肿患者,并发症包括细菌性肺炎和COPD 急性发作。虽然在 6 个月内第 1 秒用力呼气容积或残气量没有变化,但呼吸困难和生活质量评分提高。

四、肺减容线圈

肺减容线圈主要由镍钛记忆合金制成的导丝和导管组成,通过纤维支气管镜输送系统。常用线圈大约 100mm 和125mm 长,借助荧光透视光检查确定目标瓣膜的气道和导丝,测定气道的长度和选定合适的线圈,导管通过导丝和线圈来运用,制定线圈形状,牵拉气道和黏附的实质,从而机械性压缩肺段,忽略侧支通气的影响,但是并不像凝胶或者蒸汽,肺有不可逆的伤痕,这些线圈可以被删除或重新定位。在安全性试验中,11 例患者接受植入线圈治疗,10 例

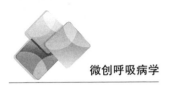

患者需要第二次治疗。发现有呼吸困难、咳嗽、COPD 急性发作和胸痛不良反应。无气胸,异质性肺气肿患者受益于这种治疗。

五、气道旁路束

原理是在肺气肿组织和邻近的大气道间建立一个人工旁路,使陷闭的气体绕开塌陷的小气道,从人工旁路直接排出来,以减少肺气肿组织容积。操作时,先给患者全麻和气管插管,以气管镜引导一个超声探头至准备建立人工旁路的大气道,通过超声检测避开大气道和肺组织间的血管并在安全区域定位,然后利用支气管穿刺针在气道定位处穿孔,收回穿刺针并送入球囊导管,利用球囊将穿刺孔扩大。再次用超声探头确认穿刺孔周围没有血管后,利用球囊导管将支架送至穿刺孔,并利用球囊将支架打开,人工旁路建好。总之,气道旁路束对同质性肺气肿患者有益,这项技术涉及目标气道附近血管的识别,穿刺和球囊导管扩张支气管—肺旁路前使用多普勒。额外的解剖旁路由紫杉醇洗脱支架(图 2)维持。

在 35 例严重同质性肺气肿患者多中心临床试验中,每例患者在两肺中创建约 8 个气道旁路束(范围 2 ~ 12 个)。患者基线残气量/肺总量 > 0.67,相比残气量/肺总量 < 0.67 的用力肺活量、肺总量、残气量以及与健康相关的生活质量显著改善。第 1 秒用力呼气容积和 6 分钟步行试验

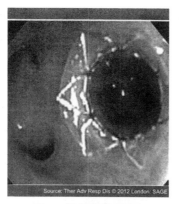

Source: Ther Adv Resp Dis © 2012 London: SAGE

图2 紫杉醇洗脱支架

在两组保持不变。尽管出血通过局部肾上腺素可以控制，但仍有1例患者死于大量出血。其他的不良事件包括COPD急性加重、肺炎和纵隔气肿。在6个月内，支气管镜69%的支架开窗通过多排螺旋CT扫描可以检测到。最近的一项随机、双盲、假对照组实验的研究显示，全球38个呼吸中心表示气道旁路束可以安全地创建，患者的症状和肺功能改善，但不幸的是，这些改善并没有持续到6个月。

参考文献

[1] STERMAN D H,MEHTA A C,WOOD D E,et al. A multicenter pilot study of a bronchial valve for the treatment of severe emphysema[J]. Respiration,2010,79:222－233.

[2] SCIURBA F C,ERNST A,HERTH F J,et al. A randomized study of endobronchial valves for advanced mphysema［J］. N Engl JMed,2010,363:1233－1244.

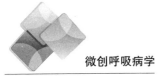
［3］ SNELL G I,HOPKINS P,WESTALL G,et al,A feasibility and safety study of bronchoscopic thermal vapor ablation:a novel emphysema therapy. Ann Thorac［J］Surg,2009,88:1993 - 1998.

［4］ HE RTH F J,EBERHARD R,GOMPELMANN D,et al,Bronchoscopie lung volume reduction with a dedicated coil:a clinical pilot study［J］. Ther Adv Respir Dis,2010,4:225 - 231.

［5］ CARDOSO P F,SNELL G I,Hopkins P,et al,Clinical application of airway bypass with paclitaxel - eluting stents［J］:early results. JThorac Cardiovase Surg,2007,134:974 - 981.

第七节　扩张钳式气管切开术

一、目的

气管切开术是最古老的外科手术之一,同时也是临床危重症患者抢救中经常需要实施的手术。但长期以来,传统的外科气管切开术存在并发症高、操作时间长等一系列问题。Ciaglia 等曾报道了经皮气管切开术(ciaglia percutaneous tracheostomy,CPT),此后相继出现了导丝扩张钳技术(guidewire dilating forceps,GWDF)、经喉气管切开术(translaryngeal tracheostomy,TLT)以及改良 Ciaglia 法(ciaglia blue rhino,CBR)。上述经皮气管切开术明显降低了常规外科气管切开术的并发症的发生率。2001 年 Klaus 等报道了单步

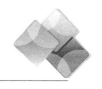

经皮旋转气管切开术(percu twist),该法在扩张气管前软组织时靠旋转钝性分离,不需要向下用力,避免了气道后壁损伤,成为一种较为简便而安全的经皮气管切开方法。

二、适应证

1. 长期机械通气。

2. 脱机困难。

三、禁忌证

单步经皮气管切开术的手术禁忌证包括气管切开部位的急性感染、预计置入导管困难、颈部体表标志解剖变异、颈椎不稳定以及年龄小于 18 岁。

四、操作前准备

所有患者在术前均进行血常规、凝血功能及胸部 X 线摄片检查,并在术中进行生命体征和氧饱和度监测,术后 1 小时再次进行动脉血气分析检查。

五、操作方法

单步经皮旋转气管切开术(percu twist) : percu twist(percu twist 套装,8 号,德国 RUSCH)手术方法:

1. 对患者常规进行咪达唑仑镇静及枸橼酸芬太尼镇痛,镇静的标准达到 Ramsay 评分 4 ~ 5 分。

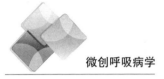
2. 在术前予以调节呼吸机参数,开始操作前 15 分钟到操作结束时,调节吸入氧浓度为 100%,并逐步降低呼气末正压水平到 $5cmH_2O(1cmH_2O = 0.098kPa)$。

3. 助手进行电子气管镜检查,吸尽气道内分泌物,并将原有经口或经鼻气管插管退至声门下 2cm 处(距门齿 16～18cm),气囊重新充气后固定气管插管。

4. 选前正中线第 2、3 或 3、4 软骨环间隙为切开点,常规消毒、铺巾,2% 利多卡因局部麻醉。

5. 套管针穿刺,回抽到空气后电子气管镜定位,见穿刺套管针位于气管管腔内 11 点到 1 点钟方向后留置 J 形导丝,退出套管针。

6. 沿 J 形导丝横行切开气管前皮肤约 1cm,沿导丝逐渐顺时针旋转进入螺旋扩张器,并在电子气管镜的引导下观察螺旋扩张器进入气管管腔的情况。

7. 当螺旋扩张器进入气管管腔内约 1/2 后,将扩张器尖端稍指向患者足端,并继续旋转进入,直至将扩张器全部旋入。

8. 逆时针旋转退出螺旋扩张器,沿 J 形导丝置入 7 号或 8 号气管切开套管,气囊充气,连接呼吸机,固定气管切开套管,拔出经鼻或经口气管插管。

六、相关知识

经皮气管切开术是二十余年发展起来的一项新技术,

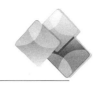

　　这种技术的出现不仅给重症监护医生在床旁进行气管切开提供了可能,而且明显降低了气管切开手术的并发症,缩短了手术时间。经皮气管切开技术目前有 5 种方法,分别是 CPT、GWDF、TLT、CBR 及 percu twist。此 5 种方法各有优缺点。CPT 是最早的经皮气管切开术,该方法是沿一根 J 形导丝,先后以 12~28F 不同直径的扩张器进行扩张。手术时间较传统气管切开术明显缩短,但扩张器进入气管腔时需要用较大的向后的压力,可能造成气管管腔被压闭从而导致低氧血症,置入导丝时还可能损伤气管后壁或食道。1990 年出现的 GWDF 在保留 J 形导丝的基础上,将扩张器改进为一个鹰嘴状扩张钳,避免了气管管腔的压闭,但扩张时可能造成甲状腺及气管软骨环的撕裂伤。1997 年出现的 TLT 是在建立人工气道的基础上,通过硬质及可弯曲支气管镜的帮助,由内向外实施切开的一种方法,该方法虽然避免了压闭气管及对气管后壁的损伤,但过程烦琐,主要被用于儿童的气管切开。1999 年出现的 CBR 将 CPT 的多个扩张器改进为一个有亲水涂层的扩张器,但其扩张时用力方向还是向后的,仍然存在着压闭气管管腔导致低氧血症和损伤气管后壁的缺点。2001 出现的 percu twist 是在 CPT 的基础上加以改进,整个操作过程更为简便、安全。

　　与传统气管切开术及其他几种经皮气管切开术相比,percu twist 切开法具有以下优点:首先,扩张器被改进为带亲水涂层的螺旋状,明显降低了扩张器推进时的阻力,缩短

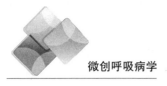

了手术操作时间。其次,由于扩张器是通过旋转进入气管腔的,不需要向后用很大的力量,可以避免压闭气管管腔导致的低氧血症。第三,这种气管切开术的操作过程是在可弯曲支气管镜全程监视下完成的,扩张器突破气管壁后即可将其尾部上翘,使前端向气管腔的下后方向移动,可有效地避免气管后壁的损伤。第四,由于percu twist在操作过程中是逐步旋转撑开气管前组织,扩张器对周围组织产生的挤压还可起到有效的止血作用。

percu twist的禁忌证与传统气管切开术相似,包括切开部位感染、结构变形使得解剖标志不清楚、颈椎不稳定等。同时,由于年龄小于18岁时气管软骨环发育不完全,在行percu twist时可能导致气道压闭而出现低氧血症,故小于18岁也是percu twist的禁忌证之一。percu twist的并发症发生率远低于传统气管切开术。percu twist的并发症包括出血、皮下和纵隔气肿等。如果能做到准确定位、切口大小合适、旋转扩张器时不过度向后用力、术者和实施支气管镜监视的医生配合默契,上述并发症是可以避免的。本组进行的percu twist和传统气管切开术比较,percu twist组并发症明显低于传统气管切开术组。使用可弯曲支气管镜进行气道管理已成为国内许多重症加强治疗病房的常规,在此基础上,由医生根据病情需要随时在床旁行percu twist不仅可以使抢救工作更加及时从容,而且对患者的损伤更小、并发症更少,是一种值得推广的方法。通过复习文献报

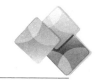

道和我们的经验,与传统的气管切开术相比较,percu twist
具有操作简便、耗时短、并发症少等优点,但因为其应用时
间尚短,其长期的安全性和并发症方面还需要进行进一步
观察。

参考文献

[1]　BYHAHN C,WILKE H J, HALBLG S,et al. Percutaneous trache-
ostomy:ciaglia Blue Rhino versus the basic ciaglia technique of
percutaneous dilationa ltracheostomy[J]. Anesth Analg,2000,91:
882 – 886.

[2]　WESTPHA L K,MAESER D,SCHEIFLER G,et al. Percu Twist:
A new singledilator technique for percutaneous tracheostomy[J].
Anesth Analg,2003, 96:229 – 232.

[3]　BRICHE T, LE MANACH Y,PATS B Complications of Percutane-
ous tracheostomy[J]. Chest,2001,119:1282 – 1283.

[4]　FRANCOIS B,CLAVE L M,DESACHY A,et al. Complications of
Tracheostomy Performed in the ICU:subthyroid tracheostomy vs
surgical cricothyroidotomy[J]. Chest,2003,123:151 – 158.

第八节　经皮热消融治疗

一、目的

肺癌是世界上肿瘤发病率及死亡率极高的恶性肿瘤之

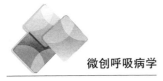

一。周围型肺癌约占肺癌的 1/3,手术切除仍是早期周围型肺癌标准治疗模式,但仅有约 20% 的肺癌可以实施根治性手术,此外肺切除术的风险较大、术后病残率较高,加之某些患者因高龄、心脏病、糖尿病等原因不能耐受或拒绝手术,需要采用非手术治疗延长患者的生存期,提高其生活质量。近年来,影像引导下经皮穿刺消融微创治疗,以其副作用小而且疗效显著,并能诱导机体免疫反应,甚至可以达到原位根治效果,日益受到重视。

二、适应证

1.无手术指征的原发性或转移性肺癌。

2.有微创治疗要求或拒绝手术。

3.肺功能差或合并全身其他疾病,不能耐受手术。

4.肿瘤术后复发。

5.放、化疗后肿瘤进展。

6.手术探查的补救。

7.减瘤综合治疗。

8.姑息治疗缓解症状。

三、禁忌证

1.凝血功能障碍。

2.重要脏器功能严重衰竭。

3.肺癌转移到颈、胸椎,椎体破坏严重有截瘫危险。

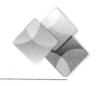

4.肺部弥漫性转移病灶。

5.严重肺气肿、肺纤维化、阻塞性肺炎、恶性胸腔积液、肺动脉高压、肿瘤侵及肺门或大血管者,疗效不佳。

四、操作前准备

1.评估患者的一般情况,如心血管功能、呼吸功能和凝血功能是否耐受操作。

2.向患者家属讲明检查的目的、意义、安全性的有关事项,取得同意后签署纤支镜手术同意书。

3.仔细阅读病人 X 线胸片或胸部 CT 扫描片。

4.为防止意外事件的发生,准备间应备有吸氧装置、胸穿包和简易的复苏设备。

五、操作步骤

(一)体位与麻醉

多为仰卧位,对于接近背部的病变可以采用俯卧位,尽量避免采用侧卧位,以减少治疗中的移位和不适。术前常规镇静、止痛、止咳、止血预处理,治疗中以局麻为主,使患者处于清醒状态,根据患者的感受,调整治疗过程。视患者情况也可以采用全麻。

(二)呼吸训练

为了准确穿刺命中,指示患者保持平静呼吸方式,避免

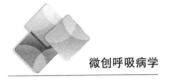

深大呼吸,在呼气末闭气,此时残气量最小,能够避免病变移位。在 CT 扫描、定位以及穿刺时,均应嘱咐患者在相同的呼吸状态下闭气。

(三)CT 扫描引导与监控

CT 扫描引导穿刺成功的关键包括:

1.把握好穿刺进针的四维坐标,即 CT 机架角度、进针角度、进针深度、患者呼吸的控制。

2.穿刺针位于 CT 扫描断层层面内,整体清晰,便于把握穿刺针的位置。

3.穿刺通路避开重要器官和组织,保证安全。

4.针尖与靶点的误差小于 5mm。

5.尽量减少穿刺进针次数,减少肺损伤产生气胸、血胸、种植转移等并发症。

(四)CT 扫描定位

将定位尺固定于穿刺体表,CT 扫描在病灶最大断层层面,确定最佳皮肤穿刺进针点。测量出该点与靶点连线的与地心的夹角角度和长度(即进针深度)。在 CT 扫描病灶最大断层层面的床位处打开激光灯,激光定位线的体表投影与定位线交叉点为穿刺进针点。

(五)穿刺导向器

在穿刺点处放置支撑架,将一次性使用导向器紧紧插

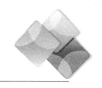

入支撑架,调整导向器的双向角度至穿刺参数。将穿刺针插入导向插孔,针尖放到穿刺点上。调整导向器水平泡位于中心处,移动CT床位使CT定位激光线与穿刺针长轴重合。CT扫描确认穿刺针的尾影通过靶点(可以适当调整穿刺角度)。沿穿刺方向穿刺至相应深度,即可命中靶点。

(六)消融治疗的剂量处方

小于3cm规则肿瘤采用单靶点消融治疗,肿瘤直径3~5cm采用2~3靶点消融。肿瘤直径5cm,或者形状不规则时,采用多靶点(多于4靶点)消融,注意均匀布点,适形消融,有利于提高靶区能量,减少正常组织的损伤。多靶点靶区要求同心圆布针,填充时要避免靶区内出现冷点区域。尽量避免子电极进入限制性器官区。

六、并发症及处理

1. 气胸 发生率9%~52%;高龄、肺气肿、中央型肺癌者及反复穿刺定位更易发生;多可自愈,气体量大时可胸穿抽气或放置胸腔闭式引流。2~3天多可吸收。

2. 胸膜炎和胸腔积液 发生率4%~16%;可自行吸收,严重者常为血性,需行胸腔引流。持续3~7天,对症治疗。

3. 胸痛 肿瘤靠近胸壁者较严重;可在术中给予哌替啶止痛;调整靶温度最低至70℃,患者热耐受以后,靶温度

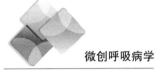

也可以再升到 90℃；对术后出现的胸痛应查明原因，给予对症处理。

4. 咳嗽　与治疗时刺激支气管有关；治疗时经过注水孔注入利多卡因即可缓解，剧烈咳嗽者可予可待因等止咳。

5. 发热　与术后病灶炎症、坏死吸收有关；多为低热，病灶较大者，发热较高，一般不超过 39℃；应用抗生素后 1 周左右可降至正常。

6. 肺出血、咯血　肺出血发生率为 11%，一过性咯血发生率为 4.7%，多发生在中心型肺癌患者；一般不需特殊治疗，可给予止血药物、抗感染治疗 2~5 天。

7. 肺部感染、心包积液　多发生在中心型肺癌患者；抗感染等对症治疗。

8. 其他并发症　一些偶发的并发症也有报道，如胸壁血肿、肺脓肿、声音嘶哑、皮下气肿、纵隔积气、胸膜肿瘤种植、微栓子形成等。

七、相关知识

经皮消融治疗以其微创、安全、可靠、重复性强、并发症少、病人耐受好，有望成为不能接受手术治疗的早期周围型肺癌患者的首选治疗方法。与手术相比较，消融的优势包括：病变部位的精确控制，完全毁损，反复使用，能有效控制患者病情和降低死亡率，方法简便，成本相对较低。未来经皮热消融发展的关键在于技术进步，同时如何将消融与化疗、放疗有效结合,将极大地提高肿瘤的局部控制率,延长患者的生存期,改善生活质量。多中心对照试验研究,规范治疗,改进技术,监控治疗过程,严格治疗的适应证、预防并发症,使消融由替代性手段发展成为一种标准的治疗方法。

参考文献

[1] ALEXANDER E S, DUPUY D E. Lung Cancer Ablation:Technologies and Techniques[J]. Semin Intervent Radiol, 2013;30(2):141 –150.

[2] GHAYE B. Percutaneous ablation of malignant thoracic tumors [J]. JBR – BTR,2013,96(3):142 –154.

[3] 胡凯文,刘传波,李泉旺. 肺癌靶向消融治疗进展[J]. 中国全科医学, 2010,10(8):2647 –2649.

第九节 肺部恶性肿瘤消融术治疗

一、目的及背景

外科手术是治疗早期原发性肺癌的主要方法,但是在Ⅰ期或Ⅱ期非小细胞肺癌(non – small cell lung cancer, NSCLC)患者中超过 15% 的患者以及 30% 年龄大于 75 岁的患者无法行手术治疗。于是许多新的局部治疗方法应运而生,包括局部消融治疗和立体定向放射治疗等。该技术

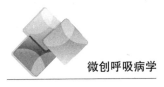

于 2000 年首次报道。目前在临床中使用的常用消融手术放射有以下几种：

1. 射频消融（radiofrequency ablation，RFA） RFA 是目前应用最广泛的消融技术，其原理是将射频电极在影像引导下穿刺入肿瘤组织中，在 375～500kHz 的高频交变电流作用下，肿瘤组织内的极性分子相互摩擦、碰撞而产生热生物学效应，局部温度可达 60～120℃，当组织被加热至 60℃以上时，可引起细胞凝固性坏死。

2. 微波消融术（microwave ablation，MWA） MWA 采用 915MHz 或 2450MHz 两种频率，微波电场在交流电的作用下，肿瘤组织内的极性分子产生极高速振动，在短时间内产生高达 60～150℃ 的高温。MWA 与 RFA 的能量相比，MWA 可以产生更大的加热范围。对于体积较大的肿瘤，可同时应用多个微波天线可以增加消融体积。

3. 冷冻消融术（cryoablation） 其原理是高压的氩气可以冷却至 –140℃，当温度低于 –40℃ 时，可通过以下机制损伤靶组织：组织蛋白质变性，细胞内外渗透压改变和"结冰"效应造成细胞裂解，微血管栓塞引起的组织缺血等。用 CT 扫描或 MRI 观察到的冰球可以直接将消融区域与肿瘤边界进行比较，使手术者能够对临近重要结构的肿瘤进行治疗，可以测定冷冻损伤的边界，这一边界大致在冰球最外缘内侧 4～6mm 范围内。与微波消融一样，冷冻消融术使用多个探针可以治疗体积较大的肿瘤。

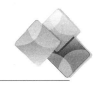

4. 激光消融术(laser ablation) 激光消融术是利用波长为 1 064nm 的 Nd：YAG 激光,或一种连续波长(820nm)的激光作为能量源,通过激光与组织的相互作用,将光能转化为热能的一种热消融技术。能量的传导是通过插入瘤体内的带鞘可调节光纤,光子的传输引起组织加热,从而引起蛋白质变性。消融区大小受电极附近的组织炭化影响。采用多个光纤插入瘤体可增加消融区范围。

二、局部消融的适应证和禁忌证

(一)根治性治疗适应证

1. 原发性周围型肺癌 患者不能耐受手术或不愿行手术治疗或经其他局部治疗(如适形放疗)复发后的单发病灶,且无其他部位的转移,肿瘤最大径≤3cm。

2. 转移性周围型肺癌 某些生物学特征显示预后较好的肺内转移瘤(如肉瘤、肾癌、结直肠癌、乳腺癌)。一侧肺病灶数目≤3 个,肿瘤最大径≤5cm,无其他部位的转移。

(二)姑息治疗适应证

治疗的目的在于最大限度减轻肿瘤负荷和减轻肿瘤引起的症状,对于达不到根治性条件的患者,其适应证可以较根治性治疗适当放宽。如肿瘤最大径＞5cm,可以进行多针、多点或多次治疗,或与其他治疗方法联合应用;如肿瘤

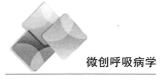

侵犯肋骨或胸椎椎体而引起的难治性疼痛,不必消融整个肿瘤,对局部肿瘤骨侵犯处进行灭活,可达到良好的止痛效果。

(三)局部消融禁忌证

1. 病灶距离肺门≤1cm、治疗靶皮距(指从穿刺点到达病灶穿刺通道的距离)<2cm、无有效的穿刺通道。

2. 病灶周围感染性及放射性炎症没有很好控制。

3. 有严重出血倾向、血小板小于$50 \times 10^9/L$和凝血系统严重紊乱者(凝血酶原时间>18秒,凝血酶原活动度<40%)。

4. 消融病灶同侧恶性胸腔积液没有很好控制。

5. 肝、肾、心、肺、脑功能严重不全者,严重贫血、脱水及营养代谢严重紊乱,无法在短期内纠正或改善者,严重全身感染、高热(>38.5℃)者。

6. 晚期肿瘤患者 KPS 评分<70 及精神病患者不适合微波消融治疗。

(四)操作方法

消融术有多种实施途径,主要包括:经皮、经胸腔镜以及开胸,具体采用何种途径主要取决于肿瘤的部位、大小和肿瘤生长方式。

三、操作规程

(一)术前检查及准备

详细询问病史,仔细阅读术前 CT 扫描片,严格遵守肿瘤消融治疗技术操作规范和诊疗指南,正确掌握肿瘤消融治疗技术的适应证和禁忌证,根据患者病情、可选择的治疗手段、患者经济承受能力等综合判断,决定治疗方案。实施肿瘤射频消融治疗前,应当向患者和其家属告知治疗目的、治疗风险、治疗后注意事项、可能发生的并发症及预防措施等,并签署知情同意书。

1.患者术前评估及化验检查　查血常规、血型、肝肾功能、出凝血时间全套等。

2.术前其他检查　主要包括监测生命体征如血压、脉搏,心电图,肺功能。

3.术前准备　准备好静脉留置针,开通静脉通路。对于高度紧张的患者,可于术前 1 小时口服地西泮 10mg。向患者解释射频消融治疗目的,选择合适体位。有明显咳嗽影响操作者,术前 1 小时服用可待因 30mg。如有使用抗凝药物(比如阿司匹林等),至少应在射频消融治疗前 72 小时停用。术前 0.5 ~ 1 小时,肌注哌替丁针 75 ~ 100mg 镇痛。

4.物品准备　射频治疗仪、射频治疗针(根据不同消

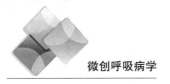
融方法准备相应的设备,此处以射频消融为例)、静脉切开包、冰块、咪达唑仑 5mg;5ml 注射器或者 10ml 注射器、18G 静脉留置针、2% 利多卡因、碘酒和棉签、胶带、腹带、血压计和听诊器、无菌手套。必要时备血浆或血小板。手术室应有吸氧、吸痰、心电监护和除颤仪,备好抢救药品。

(二)操作方法

强调应在影像技术引导下进行操作,以保证治疗的安全性、准确性和有效性。消融范围应力求包括 0.5cm 以上的癌旁组织,以获得"安全边缘",彻底杀灭肿瘤。对边界不清晰、形状不规则的浸润型癌或转移癌,在邻近组织及结构条件许可可适当扩大瘤周安全范围。操作步骤如下:

1. 连接好电极和主机之间的射频线和电极板,术前需常规预先将电极贴膜贴至双侧大腿无毛发部位。术前预先仪器通电测试,确保仪器正常工作。

2. 皮肤常规消毒,铺无菌洞巾,2% 利多卡因局部麻醉应达胸膜。事先估计射频消融可能引起中重度疼痛时,强烈建议在静脉麻醉下进行,以确保射频消融平稳进行。

3. 必须在影像引导和监控下施行,可反复多次治疗多发病灶;治疗中密切观察患者的情况,及时发现可能存在的并发症。

4. 在射频消融过程中,应进行生命体征的监测;一般一个治疗过程 8~12 分钟,较大病灶需维持 24 分钟甚至更长;到预定时间机器会自动停止消融;消融完成后,拔针时进行针道消融,防止术后出血和肿瘤沿针道种植;根据情况决定是否消融其他位置。

5.肿瘤消融治疗过程中及回病房后应严密观察有无出血、气胸等并发症的发生。

四、消融后并发症

1.**疼痛** 在局麻条件下手术,一般均有不同程度的疼痛,如果疼痛剧烈,可以加大阿片类止痛药物的用量(如皮下注射吗啡),同时可以适量给予镇静剂(如咪达唑仑缓慢静脉注射)。手术后疼痛一般为轻度疼痛,很少出现中度以上的疼痛,可以用非甾体类药物止痛。

2.**消融后综合征** 约2/3患者可能发生,主要是由于坏死物质的吸收和炎性因子的释放引起。主要症状为发热(38.5℃以下)、乏力、全身不适、恶心、呕吐等,一般持续3~5天,少部分可能会持续2~3周。这种情况对症处理即可,必要时除给予非甾体类药物外,可以适量短时应用糖皮质激素(如地塞米松)。

3.**气胸** 消融后最常见的并发症为气胸,发生率为10%~60%,其中需要胸腔闭式引流的不超过10%。大部分气胸很容易治疗,或者是自限性的,不需要干预即可自行愈合。如果患者经过胸腔引流仍然有气体漏出,可以行胸膜固定术、气管镜下注入硬化剂、气管内置入阀门等。

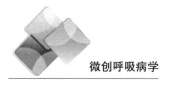

4. 胸腔积液　消融后经常可以见到少量胸腔积液,后者被认为是机体对热损伤的交感反应。需要穿刺/置管引流的胸腔积液发生率为 1% ~7% ,报道导致胸腔积液发生的危险因素有:使用内部冷却电极束、大病灶、病灶靠近胸膜(<10mm)、消融操作时间长等。

5. 出血　消融中出血的发生率在 7% ~8% ,但是大咯血的发生率极低。由于消融本身可以使血液凝固,即使在穿刺中发生了少量出血,随着治疗的进行出血会逐渐停止,故在具体治疗过程中出血的发生率并不高。

6. 肿瘤种植　如果 RFA 中操作不当,可能会引发针道种植性转移。如果初次穿刺得当,避免电极直接穿过肿瘤,可以避免种植性转移的发生。有足够的消融周边安全带并且在出针的过程中烧灼针道可以减少针道种植的风险。

7. 非靶区热灼伤　包括非消融区域的热灼伤,如腿部电极片部位及其对心脏起搏器导线及复律器的干扰。更具危险性的是对消融靶区周围的组织(<1cm)的热烧伤,包括气管或者大血管等。消融前做好详尽的计划包括穿刺路线及最后电极的放置位置,可以避免对上述组织的损伤。

8. 感染　消融手术前要治疗原有的肺部感染病灶。消融手术引起的肺部感染的发生率小于 1% ,消融手术后可以常规应用抗生素 3 天,有慢支反复发作的患者适当延长使用抗生素的时间,若消融手术后 5 天体温仍然 >38.5℃ ,首先要考虑肺部感染,要根据痰液、血液或脓液培养的结果调整抗生素。如果发生肺部或胸腔脓肿可以置管引流并冲洗。另外,放疗后患者易发生间质性肺炎,在此基础上行消融术者更易继发感染,要引起充分的注意。

9.其他少见并发症 支气管胸膜瘘,慢阻肺病情加重,急性肺损伤,空气栓塞等均有报道,绝大多数较轻,仅个别需特殊处理。尚无确切证据表明 RFA 可干扰起搏器等设备。

五、疗效的影像学评价

消融治疗后的即刻改变为 CT 扫描值减低,消融肿瘤周边为不同衰减程度的同心圆包围,称为"帽徽现象"。病灶增大,周边呈现磨砂玻璃样反应带,这是由于加热后正常组织的炎性渗出所致。Anderson 等建议周围出现 4.5mm 磨砂玻璃样反应带可作为完全消融的早期术后表现。术后 1、3、6、12 个月强化 CT 扫描的变化规律为:消融后 1~3 个月内病灶增大,3 个月后病灶逐渐缩小,其周边环绕清晰锐利的强化环。如果治疗病灶没有明显缩小,增强 CT 扫描后 CT 扫描值没有变化也提示治疗有效,消融后约 25% 的病例可以出现空洞样改变。3 个月后的疗效评价中以 CT 扫描最为方便实用。

六、展望

RFA 与其他治疗方法进行联合是目前许多消融研究

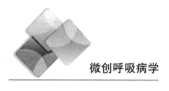

的内容之一,包括消融与外科、化疗和放疗等的联合。前期研究已经证实与单独应用放疗相比较,联合应用 RFA 与放疗可以提高局部控制率和生存率,而副反应无明显增加。RFA 与放疗的联合效果显著。由于瘤体中心乏氧更明显,对放疗的敏感性更低,而 RFA 在肿瘤中心部分由于热量传导更容易,因此更有效,随着热辐射距离的增加,加热所致的凝固性坏死作用逐渐减弱,造成肿瘤边缘部分消融不完全。放疗恰好可以弥补 RFA 的肿瘤边缘部分残留,尤其适合于消融后新生血管的炎性反应。外周的丰富含氧环境理论上可以提高放疗的疗效,由此形成的超氧化物阴离子和自由基可以造成 DNA 损伤,最终诱导细胞的凋亡。

参考文献

[1] HADZIAHMTOVIC M, LOO B W, TIMMERMAN R D, et al. Stereotactic body radiation therapy (stereotactic ablative radiotherapy) for stage I non – small cell lung cancer – updates of radiobiology, techniques, and clinical outcomes[J]. Discov Med,2010, 9(48):411 –417.

[2] VOGL T J,NAGUIB N N,LEHNERT T,et al. Radiofrequency,microwave and laser ablation of pulmonary neoplasms:Clinical studies and technical considerations – Review article[J]. Eur J Radiol,2009,Aug 21.

[3] CASAL R F,TAM A L,EAPEN G A,et al. Radiofrequency Ablation of Lung Tumors[J]. Clin Chest Med,2010,31(1):151 –63.

[4]　ABBAS G,PENNATHUR A, LANDRENEAU R J,et al. Radiofrequency and Microwave Ablation of Lung Tumors[J]. J Surg Oncol, 2009,100(8):645 – 650.

[5]　舒晓莉,叶欣.肺癌局部热消融治疗现状[J]. 国际肿瘤学杂志, 2011,38(4):282.

[6]　DUPUY M D. Image – guided Thermal Ablation of Lung Malignancies[J]. Radiology Volume 2011,260(3):633 – 655.

[7]　YAMAKADO K, HASE S, MATSUOKA T, et al. Radiofrequency ablation for the treatment of unresectable lung metastases in patients with colorectal cancer:a multicenter study in Japan[J]. J Vasc Interv Radiol,2007,18(3):393 – 398.

[8]　LGUCHI T, HIRAKI T, GOBARA H, et al. Percutaneous radiofrequency ablation of lung tumors close to the heart or aorta:evaluation of safety and effectiveness[J]. J Vasc Interv Radiol,2007, 18(6):733 – 740.

第十节　支气管源性肺囊肿的微创治疗

一、目的

　　支气管源性肺囊肿的微创治疗是近年来发展迅速的一种治疗方法。微创技术治疗是以穿刺针代替手术刀的方法,在 B 超、CT 扫描、C 形臂机等影像设备引导下定位体内病灶,力求以最小的切口路径,最少的组织损伤,完成对病

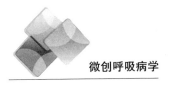
灶的观察和治疗的新医疗技术。近10年来,随着微创治疗学的发展,各种类型的微创技术手术逐渐开展起来,因微创技术治疗创伤小、安全、有效、简便,并发症少和住院时间短等优点,在肺囊肿的治疗应用越来越广泛,代表了微创治疗发展的趋势。

二、适应证

先天性肺囊性疾病是较少见的一类先天性肺发育异常,其包括先天性囊性腺瘤样畸形、先天性大叶性肺气肿、肺隔离症、支气管源性肺囊肿。支气管肺囊肿约占先天性肺囊性疾病的50%。早期均为含液囊肿,内可含乳胶黏液,当囊壁破裂可与支气管相通,囊液可排出体外,并形成气液囊肿或者含气囊肿合并感染。支气管囊肿一旦确诊应尽早手术治疗。手术治疗时应该最大限度保护正常肺组织,并完整切除囊肿。但对于心肺功能严重受损不能耐受手术;合并有慢性阻塞性肺疾病或者哮喘;高龄等条件的患者可选用CT扫描引导下肺囊肿硬化术。

三、禁忌证

很少,其中包括合并严重的肺部感染、难以纠正低氧血症的呼吸衰竭、致死性心律失常等。但最重要的禁忌证是未进过正规训练和没有经验的微创医师或工作组进行操作。

四、操作前准备

1.病人准备　对患者进行标准的麻醉评估及术前评估,询问有无酒精过敏史;微创医生应在术前与患者沟通,告知相关技术要点及微创手术的相关风险;签署治疗知情同意书。

2.医务人员放射防护　医务人员所受职业辐射绝大部分来自于微创手术。规范的操作,防辐射培训以及先进、可靠的设备可显著降低医务人员所受的辐射。所穿铅衣不能有裂纹,手术应尽量避免不必要曝光。

五、操作要点

采用飞利浦螺旋 CT 扫描,根据需要采用俯卧位或者侧卧位。先行 CT 扫描定位,选距离囊肿最近之体表位置,避开重要的血管,局麻后,用深静脉留置针或经皮导入器,穿刺如胸腔,然后嘱患者屏住呼吸,针尖刺向囊肿边缘,CT 扫描再次确认针尖位置,测量针的范围,将针尖刺向囊肿底部,退出针芯,缓慢抽出囊液,送检,先用无水酒精反复冲洗囊腔 3~5 次,每次为抽出囊液量的 1/6~1/5,保留数分钟,再换新注射器注入相当于囊液量 1/4 的无水酒精保持半小时后抽出,再注入 3~5ml 无水酒精保留。扫描穿刺区域,观察有无并发症,静脉输注抗生素 3 天预防感染,嘱患者不可做重体力活,注意休息,4 周后复查 CT。

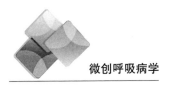

六、并发症及处理

操作期间患者可能出现严重胸膜反应,可给予肾上腺素静脉推注;出血,少量出血可给予止血药物止血治疗,对于出血较多患者,可行支气管动脉造影栓塞立即止血;气胸,可行胸腔闭式引流术;化学性胸膜炎,可给予曲马多等止痛药物对症处理。

七、相关知识

支气管源性肺囊肿为先天性肺囊性病变最常见的类型,约占整个疾病的50%,全国几乎均可见相关病例报道。发病机制目前尚不清楚,常认为是胚胎期原肠发出的胚芽部分发育障碍。囊壁衬以分泌液体的上皮细胞,多数患者无临床症状,偶以体检发现。传统的治疗方法是外科手术,如单纯囊肿摘除术、肺楔形切除、肺段及肺叶切除术等,但手术痛苦、创伤大、恢复慢、费用昂贵,同时对于心肺功能较差的高龄患者通常无法耐受手术打击。而深静脉针或者经皮推送器在CT扫描引导下肺囊肿硬化治疗术,有操作简单、痛苦小、创伤少、恢复快、费用低、并发症少等优点,是目前有效的治疗手段之一。

无水酒精无黏度,易从穿刺针直接注入病灶部位,且少量酒精进入体内无致癌、致畸等副作用,即使少量酒精进入血液也很快被稀释,不会造成远处肺组织明显损伤。无水酒精选择性的是肺囊肿囊壁上皮细胞固定,使其失去分泌能力,于1~3分钟内上皮细胞即死亡,4~12小时候无水酒精慢慢渗入囊肿包膜,囊肿收敛、缩小以至于最终形成少量瘢痕组织。

参考文献

[1] CRISCIONE A, SCAMPORLINO A, CALVO D, et al. Lung – sparing approach for an intrapulmonary bronchogenic cyst involving the right upper and middle lobes[J]. BMJ Case Rep,2013.

[2] DURELL J, LAKHOO K. Congenital cystic lesions of the lung [J]. Early Hum, 2014, 90:935 – 939.

[3] JIANG J H, YEN S L, LEE S Y, et al. Differences in the distribution and presentation of bronchogenic cysts between adults and children[J]. J Pediatr Surg,2015,50:399 – 401.

[4] NG C, STANWELL J, BURGE D M, et al. Conservative management of antenatally diagnosed cystic lung malformations[J]. Arch Dis Child, 2014,99:432 – 437.

[5] SUBRAMANIAN S, CHANDRA T, WHITEHOUSE J, et al. Bronchogenic cyst in the intradiaphragmatic location[J]. WMJ, 2013, 112:262 – 264.

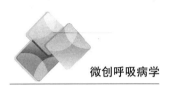

第十一节 气管镜+数字减影血管造影 引导下气道内支架置入术

一、目的

应用气管镜,同时在 DSA 引导下进行支架置入,对各种原因(多见肿瘤管腔阻塞,支气管结核、淀粉样变等)引起的气道狭窄合并严重气促患者进行气道内支架置入,达到支架留置后患者呼吸困难立即明显缓解,使患者生活质量得到显著提高,是近年来发展起来的新技术,应用透视技术快速、准确定位后,利用纤维支气管镜快速置入记忆镍钛合金支架。这是一种较传统单纯纤支镜引导下支架置入术技术含量更高,操作精准且安全性更高的新方法。

二、适应证

1.恶性肿瘤出现中心气道狭窄后的管腔重建。

2.良性气道狭窄的治疗。

3.气管—食管(纵隔、胸腔胃、吻合口)瘘等气道壁瘘的封闭。

4.局部支气管管腔的封堵,主要运用于支气管胸膜瘘、局限性顽固性出血、难治性气胸等治疗。

5.内科肺减容术的应用。

6. 近年来多发现气道淀粉样变。

7. 支气管内膜结核未经及时治疗出现气道狭窄,出现严重呼吸困难。

三、禁忌证

1. 肺功能严重损害,不能耐受检查者。

2. 心功能不全、严重高血压或心律失常者。

3. 全身状态或其他器官极度衰竭者。

4. 出、凝血机制严重障碍者。

5. 哮喘发作或大咯血。

6. 纵隔肿瘤及淋巴结结核所致的外压性气道狭窄。

7. 心脏安装起搏器的患者。

8. 麻醉药过敏、不能用其他药物代替者。

9. 严重气道阻塞或大出血风险大的患者,不宜单用可弯曲支气管镜,应联合硬质支气管镜引导下置入支架。

10. 用于治疗良性疾病时,禁止使用不可回收的金属裸支架。

四、操作前准备

1. 熟悉胸部 CT 扫描解剖结构及淋巴结分布、纤支镜检查及病理结果。

2. 术前查凝血四项、血常规及心电图。

3. 术前 6 ~ 8 小时禁食水、术前半小时排空大小便。

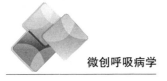
4.给予安定或丙泊酚或者咪达唑仑镇静麻醉,必要时在放喉罩或者气管插管下进行。

5.(新增还未修改)器械的选择器金属支架,纤支镜为OlympusP30或者260型。根据纤支镜检查及Sation16型螺旋CT扫描以确定气道狭窄的长度和部位。

五、操作步骤

1.术前准备病人应常规行正、侧位胸片和薄层CT扫描,以明确病变的大小和位置,术前禁食6~8小时,应了解有无心肌供血和心律失常,并作凝血象检查,包括出血时间、凝血时间及血小板计数等,以排除凝血机制障碍导致术中大出血的可能。

2.做好吸氧的准备,必要时予鼻导管或鼻塞吸氧,并监测血氧饱和度,与病人及病人家属做好术前沟通,签手术同意书,建好静脉通道,为术前及术中用药做准备,并予以局部吸入麻醉或者全身给药(咪达唑仑和芬太尼)。

3.经鼻或者口腔插入纤支镜,迅速准确到达病变部位,清理气道分泌物,必要时给予灌洗。

术中行高千伏胸片及纤支镜、胸部CT扫描检查了解气道狭窄部位,形态及范围。术前30分钟予以鲁米钠0.1g及654-2针10mg肌肉注射,并行气道局部麻醉,保证患者自主呼吸,喉罩或者气管插管插入纤支镜,同时在DSA动态引导下将导丝经纤支镜活检孔放到狭窄部位的远端气道,导丝留置,择期手术建议缓慢退出支气管镜,迅速将装有支架置入器顺导丝插入,DSA 引导下送气道狭窄部位,并迅速释放支架,支架遇热膨胀,退出导丝及置入器。同时观察患者呼吸困难是否有缓解,缓解情况下再次行支气管镜检查,确定支架位置,整个核心操作过程控制在 1 分钟内完成为佳,若支架位置不够精确,建议使用活检钳微调,避免过大动作,引起黏膜撕裂或者气胸,甚至气管—食管瘘等的发生(支架类型见临床应用详细讲解)。

六、支架种类及性能

1. 金属支架　镍钛记忆合金螺旋丝支架、Ultraflex 针织样支架、Wallstent 网状支架、Palmaz 网状不锈钢支架、Gianturco – Z 型不锈钢支架、Dynamic 动力型(Y 型)。

2. 非金属支架　Dumon 硅酮支架、直筒型、Y – Dumon 支架、Polyflex 塑料支架、被膜支架裸支架。

被膜是用尼龙、硅橡胶、聚氯乙烯、涤纶、聚氨酯等材料制成的薄膜覆盖于裸支架(一般为网状或针织样镍钛合金支架及 Gianturco 支架)上制成,防止肿瘤及肉芽组织长入支架腔内引起再狭窄。全球目前使用较多的气道内支架主要有 Gianturco 支架及改进型、Ultraflex 支架、Wallstent 支架、硅酮支架等。国内只有金属支架,尚无非金属支架。近年来放射性粒子支架已在临床推广应用。如^{125}I 粒子的应用,^{125}I 黏附或装在支架上,将带^{125}I 放射粒子的可回收支

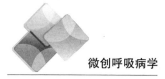

架置入气道的肿瘤部位,待^{125}I衰减取出后支架再置入新的支架,这样能对肿瘤部位进行持续的近距离放疗。

七、临床应用

1. 恶性中央型气道狭窄　患者在出现恶性气道狭窄时多见恶性肿瘤的晚期,不适合外科手术治疗,且由于担心放疗后的水肿加重狭窄,同时影响了外放疗的使用。因此,恶性气道狭窄是气道内支架置入的主要适应证,支架置入后能迅速扩张狭窄的管腔,重建呼吸通道,解除或减轻患者的呼吸困难和缺氧状态,提高生活质量,并为患者的进一步放疗、化疗等后续治疗创造条件。

2. 良性气道狭窄　良性增生性狭窄一般不需要置入支架,采用病因治疗、热消融、冷冻等;气道软骨软化者需要支架永久置入;良性瘢痕性狭窄一般先予热消融和/或球囊扩张治疗,对效果难以维持者,考虑予置入暂时性可回收支架;外压性狭窄的患者,首先考虑病因治疗,如果病因不能解除需考虑置入支架。

3. 气道—食管(胸腔胃、吻合口、纵隔)瘘等气道壁瘘的封闭　对外伤、肿瘤、有机磷农药、强酸碱等引起的不宜手术的良恶性气道—食管(胸腔胃、吻合口、纵隔)瘘,气道内置入硅酮支架或被膜能封闭瘘口,可以达到明显减轻症状的效果。对瘘口位于隆突附近者,要置入 L 型或 Y 型连体支架(需要用纤支镜测量狭窄处离隆突距离,一遍术前

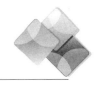

充分考虑安置支架后患者是否会出现异物感及其他不适症状）。对气道—食管（吻合口）瘘者，应同时行消化道被膜支架置入。

4.局部支气管管腔的封堵　对经久不愈且不适宜外科手术解决的支气管胸膜瘘、难治性气胸，可考虑置入带瓣膜的单向通道或支架支气管内塞（一端封闭的支架）封堵相应的支气管、管腔，促进瘘口或破裂口的闭合。对不宜手术的肺部局限性顽固性出血，可在 DSA 引导下迅速明确出血部位后用支气管内塞封堵相应的支气管，达到止血的目的。

5.支气管镜肺减容术的应用　经支气管镜＋DSA 引导下置入单向通道支架的内科肺减容术是目前呼吸道支架应用及研究的热点。通过支架置入达到外科肺减容术的目的，且具有并发症轻、创伤小、操作简便等优点，为晚期肺气肿患者提供了一条新的治疗途径。

八、术后处理

1.术后禁食水 3 小时。

2.术后常规监测血压、血氧饱和度及心电 24 小时。

3.术后可常规给予止血治疗，保持呼吸道通畅，必要时机械通气。

九、并发症及处理

1.低氧血症或者呼吸衰竭　因操作技术要求高，安置

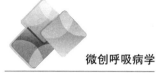

支架时间不超过1分钟,时间过长或者暴力操作,可能导致气道痉挛,出现一过性低氧,甚至呼吸衰竭,故要求技术娴熟,术前吸氧,做好抢救等相关措施,比如呼吸机等,一般4~6小时后患者基本情况能得到良好改善。

2. 出血 出血在治疗肿瘤过程中在所难免,因肿瘤血供较丰富,支架材质硬度及精细度不一样,对气道黏膜损伤在所难免。

3. 食管、气道穿孔或者纵隔气肿、气胸 上述并发症出现时处理较复杂,有赖于 DSA 引导的优点,操作过程中可见邻近器官组织情况,大大减少此并发症的发生。

4. 心血管事件 术中因紧张及操作中出现不适感后继而出现的心率增快、血压不稳定,甚至在没有完善检查过程中,患者出现未曾预知的心肌梗死及其他呼吸暂停事件,需要立即给予处理,故要求对有发生过心血管不良事件的患者慎重考虑是否有检查的适应证。

5. 窒息 在处理较大肿瘤或者操作中出现大咯血、支架移位甚至脱落的情况,患者容易窒息,目前我科室经过长期的患者观察,建议术前备好呼吸机,做好急救,另一方面要求做好术中预判,对于已经确诊或者高度怀疑恶性肿瘤患者,可术前行血管微创,对肿瘤相关性血管进行栓塞,达到阻断绝大来源的血管,可大大减小出血及窒息风险,但是涉及技术含量及费用稍高

6. 早期发生肉芽肿 支架置入后近期发生的主要并发

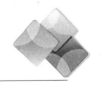

症是分泌物潴留、黏膜炎性反应和支架移位,肉芽肿在早期即可发生,晚期则更为严重,因此,建议支架置入后应定期行支气管镜检查,及时清除坏死物和肉芽组织,适时取出支架。

十、相关知识

患者术后不容易出血、肺部感染发生率不高,喉痛发生率高,但是经过抗感染治疗,发生喉头水肿概率极低,不需要特殊处理,3 天后完全好转,一般操作轻柔不会出现皮下气肿,术前选择支架大小非常关键,关系到术后支架是否移位,在我科室所做的案例中无移位,且随着倡导使用国内生产的支架,支架置入治疗方法费用明显低于传统手术,且治疗时间短,效果立竿见影,患者痛苦小,微创的优点,使患者更容易接受及耐受。由此可见,经 DSA 引导下联合支气管镜直视定位下放置气道支架操作程序简单,安全可靠,适用于各种疾病所致的气道狭窄,为气道狭窄所致呼吸困难患者带来了福音,为治疗开辟了新途径。

临床医生应根据病人的实际情况合理地选择治疗方法,毫无疑问,PRA 在治疗早期肿瘤不是首选,但是肺癌发现确诊时晚期居多,且肺癌病人出现年龄偏大,对常规手术、化疗及放疗耐受能力有限,对于有意愿保守、姑息患者可选择气道内等离子射频治疗,同时兼顾节省费用和减轻病人的痛苦。

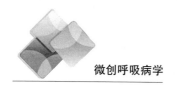

参考文献

[1] JEONG S U,AIZAN H,SONG T J. Forward – viewing endoscopic uitrasound – guided NOTES interventions：A study on peritoneoscopic potential. World jounrnal of gastroenterology：WJG 2013 Nov7；19(41)：7160 – 7.

[2] LIU R,WU P,YANG L,et al. Inductively coupled plasma mass spectrometry – based immunoassay：A review[J]. Mass spectrometry reviews, 2013.

[3] WANG Y,XIONG Q,YE Z, et al. Practicability and safety of laser – assited reduction surgery[J]. Journal of biomedical optics, 2013,18(11)：118002.

[4] HONDROGIANIS E M,EHRLINGER E,POPLASKI A,et al. Use of laser ablation – inductively plasma – time of flight – massspectrometry to identify the element determine the geographic origin by discriminant function analysis[J]. Journal of agricultural and food chemistry,2013,27；61(47)：11332 – 11337.

[5] 梁武东.等离子射频治疗阻塞性睡眠呼吸暂停低通气综合征临床疗效[J]. 中国医师进修杂志,2011,34(18)：60 – 61.

[6] 杨志勇,杨兵,杨立新,等.鼻内镜下微波与低温射频消融治疗鼻出血疗效比较[J]. 医学信息,2013,(19)：103 – 104.

[7] 李清云,陈余思.经纤支镜置入支架治疗气道狭窄 26 例临床分析[J].中国内镜杂志,2008.

第四章 微创支持技术及护理

第一节 微创呼吸支持技术

呼吸支持(breath support)技术是救治呼吸衰竭的有效手段。临床上常针对呼吸衰竭的不同程度采用不同呼吸支持方法。呼吸支持技术包括开放气道、吸氧、气管插管、气管切开、机械通气、体外膜肺和血管内氧合等技术。本节主要就机械通气技术作简要介绍。

一、机械通气的目的

机械通气是指患者正常通气和/或换气功能出现障碍时,运用机械装置(主要是通气机,ventilator),使患者恢复有效通气并改善氧合的一种呼吸支持方法。它不是一种病因治疗,而是一种功能替代疗法,为针对呼吸衰竭的各种病因治疗争取时间和创造条件。机械通气的目的是保证患者充分的通气和氧合,稳定的血流动力学,并尽量减少和防止肺损伤。

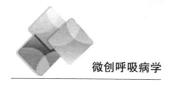
二、机械通气的应用指征

(一)应用范围

1.通气功能障碍为主的疾病　COPD、支气管哮喘、重症肌无力、格林—巴利综合征、多发性肌炎、胸廓畸形、胸部外伤或胸部手术后等所致外周性呼吸衰竭;脑炎、外伤、肿瘤、脑血管意外和药物中毒等引起的中枢性呼吸衰竭。

2.换气功能障碍为主的疾病　急性呼吸窘迫综合征(ARDS)、肺炎、间质性肺疾病、肺栓塞等。

3.需强化气道管理者　使用某些呼吸抑制药时;各种外科手术常规麻醉和术后管理的需要;体弱或患有心脏疾病者需行手术治疗。

(二)机械通气的时机

判断是否需要行机械通气可参考以下条件:

1.意识障碍。

2.呼吸频率 > 35 ~ 40 次/分或 < 6 ~ 8 次/分、呼吸节律异常或自主呼吸微弱或消失。

3.PaO_2 < 50mmHg,尤其是吸氧后仍 < 50mmHg。

4.$PaCO_2$ 进行性升高,pH 进行性下降。

5.呼吸衰竭经常规治疗后效果不佳,有病情恶化趋势。

三、常用通气模式

（一）控制通气

控制通气（controlled mechanical ventilation，CMV）是指呼吸机完全替代自主呼吸的通气方式。包括容积控制通气（volume controlled ventilation，VCV）和压力控制通气（pressure controlled ventilation，PCV）。

1. 容积控制通气　此模式的潮气量（V_T）、呼吸频率（RR）、吸呼比（I/E）和吸气流速完全由呼吸机来控制。其特点是：能保证潮气量和分钟通气量的供给，完全替代自主呼吸，有利于呼吸肌休息，但不利于呼吸肌锻炼。此外，由于所有的参数都是人为设置，易发生人机对抗。适用于躁动不安的 ARDS 患者、休克、急性肺水肿患者。

2. 压力控制通气　此模式是预置压力控制水平和吸气时间。吸气开始后，呼吸机提供的气流很快使气道压达到预置水平，之后送气速度减慢，维持预置压力至吸气结束，之后转向呼气。其特点是：吸气峰压较低，可降低气压伤的发生，能改善气体分布和 V/Q，有利于气体交换。需不断调节压力控制水平，以保证适当水平的 V_T。适用于较重的 ARDS 患者。

（二）辅助控制通气

辅助控制通气（assisted CMV，ACMV）是自主呼吸触发

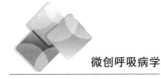

呼吸机送气后,呼吸机按预置参数(Vt、RR、I/E)送气;患者无力触发或自主呼吸频率低于预置频率,呼吸机则以预置参数通气。其特点是:具有 CMV 的优点,并提高了人机协调性;可出现通气过度。其应用范围同 CMV。

(三)间歇指令通气/同步间歇指令通气

间歇指令通气(intermittent mandatory ventilation,IMV)是指按预置频率给予 CMV,间歇控制通气之外的时间允许自主呼吸存在;同步间歇指令通气(synchronized IMV,SIMV)是指 IMV 的每一次送气在同步触发窗内由自主呼吸触发,若在同步触发窗内无触发,呼吸机按预置参数送气,间歇控制通气之外的时间允许自主呼吸存在。其特点:支持水平可调范围大(从完全的控制通气到完全自主呼吸),能保证一定的通气量,同时在一定程度上允许自主呼吸参与,防止呼吸肌萎缩,对心血管系统影响较小。发生过度通气的可能性较 CMV 小。IMV 时指令通气可以和患者的自主呼吸不完全同步,SIMV 时则同步进行。

(四)压力支持通气

压力支持通气(pressure support ventilation,PSV)是吸气努力达到触发标准后,呼吸机提供一高速气流,使气道压很快达到预置的辅助压力水平以克服吸气阻力或扩张肺,并维持此压力到吸气流速降低至吸气峰流速的一定百分比时,吸气转为呼气。有较好的人机协调。其特点是:属自主呼吸模式,患者感觉舒服,有利于呼吸肌休息和锻炼;自主呼吸能力较差或呼吸节律不稳定者,易发生触发失败和通气不足;压力支持水平设置不当,可发生通气不足或过度。可应用于有一定自主呼吸能力,呼吸中枢驱动稳定者,也可作为撤机技术应用。

(五)指令(每)分钟通气

指令(每)分钟通气(mandatory/minimum minute volume ventilation,MVV)是呼吸机按预置的分钟通气量(MV)通气。自主呼吸的 MV 若低于预置 MV,不足部分由呼吸机提供;若等于或大于预置 MV,呼吸机停止送气。临床上应用 MVV 主要为保证从控制通气到自主呼吸的逐渐过渡,避免通气不足发生。

(六)持续气道正压/呼气末正压

持续气道正压(continuous positive airway pressure, CPAP)是在自主呼吸条件下,整个呼吸周期内(无论吸气或呼气时)气道均保持正压。呼气末正压(positve endexpiratory pressure,PEEP)是指在机械通气时,气道持续保持正压。两者具有相似的功效:

1. 增加肺泡内压和功能残气量,使 $P(A-a)O_2$ 减少,有利于氧向血液内弥散。

2. 使萎陷的肺泡复张,在整个呼吸周期维持肺泡的通畅。

3. 对容量和血管外肺水的肺内分布产生有利影响。

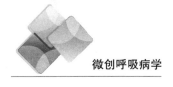
（七）双相间隙正压气道通气

双相间隙正压气道通气（biphasic intermittent positive airway pressure，BIPAP）为一种双水平CPAP的通气模式，高水平CPAP和低水平CPAP按一定频率进行切换，两者所占时间比例可调。在高压相和低压相，吸气和呼气都可以存在，做到"自主呼吸"。这种模式突破了传统控制通气与自主呼吸不能并存的难题，能实现从PCV到CPAP的逐渐过渡，具有较广的临床应用范围和较好的人机协调。

四、机械通气的并发症

（一）呼吸机所致肺损伤

机械通气时肺泡内压明显升高，使肺泡壁和脏层胸膜破裂而引起的肺间质气肿、纵隔气肿、皮下气肿、气胸等称为气压伤（barotrauma）或容积伤（volutrauma）。呼吸机所致肺损伤（ventilator – induced lung injury，VILI）主要指气压伤或容积伤。

防止呼吸机所致肺损伤的方法有：

1. 合理选择通气参数，应用"允许性高碳酸血症"通气策略限制潮气量（6～8ml/kg），维持气道峰压<40cmH$_2$O或吸气平台压<30～35cmH$_2$O。

2. 采用能发挥自主呼吸的通气模式，如SIMV、PCV、PSV、CPAP等。

3. 采用非常规通气手段，如高频通气、气管内吹气、液

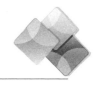

体通气、氮氧混合通气，吸入 NO、应用体外膜肺和血管内氧合等。

（二）呼吸机相关性肺炎

呼吸机相关性肺炎（ventilator associated pneumonia，VAP）是机械通气的常见并发症，其常见致病菌为革兰阳性菌、金黄色葡萄球菌、厌氧菌等。预防呼吸机相关性肺炎措施：

1. 加强无菌操作和消毒隔离措施，避免交叉感染。

2. 及时更换呼吸机管道，一般 2~7 天更换管道一次，Y 形管以下与患者相接的管道每日更换。

3. 防止咽喉部分泌物滞留和误吸，避免胃食管反流。

4. 严格掌握广谱抗生素、糖皮质激素等药物的应用指征。

5. 对气道内分泌物进行定期培养，监测病原菌群的变化，及时采取相应措施。

五、无创正压机械通气

无创正压机械通气（non-invasive positive pressure ventilation，NIPPV）是指人机连接界面相对无创，主要通过鼻面罩或口鼻面罩进行的正压通气，保留了人体正常的呼吸气体交换通路，有效避免了有创正压通气的常见并发症。NIPPV 的方法相对简便，患者易于接受。随着对面罩、无创通气机内置自动漏气补偿系统、人机同步性能以及机械通

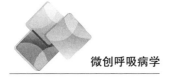

气模式等方面的不断改进与完善,NIPPV 在临床应用日趋广泛,应用指征逐渐扩展,在急慢性呼吸衰竭的救治中发挥越来越重要的作用。

　　NIPPV 通气模式主要有持续气道正压通气(CPAP)、双水平气道正压通气(BIPAP)、容积控制通气(VCV)、压力控制通气(PCV)、压力支持通气(PSV)和成比例辅助通气(PAV)等。NIPPV 原则上可用于各种呼吸衰竭的治疗。晚近多中心临床研究表明:NIPPV 对 COPD 急性加重、阻塞性睡眠呼吸暂停综合征、急性心源性肺水肿具有明确的治疗效果;对支气管哮喘、急性肺损伤、间质性肺炎、神经源性病变等也有一定的疗效;对于一些慢性呼吸功能不全的患者长期应用可防治呼吸肌疲劳,明显改善生活质量,有可能延长其生存率;在有创—无创序贯通气治疗中可作为有创正压机械通气治疗的延续;对于一些需作上腹或胸部手术同时并有肺功能明显损害、年龄超过 70 岁或肥胖的患者,术前 NIPPV 适应,术后作支持,可预防呼吸衰竭的发生。

　　NIPPV 的相对禁忌证:

　　1.气道分泌物过多。

　　2.一般情况较差。

　　3.缺乏有效的气道保护,如咳嗽反射、会厌反射减弱、有消化道大出血。

　　4.生命体征不稳定。

　　5.精神状态不稳定。

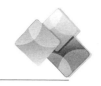

6. 自主呼吸微弱或无自主呼吸。

六、有创正压机械通气

有创正压机械通气（invasive positive pressure mechanical ventilation）是指经人工气道（气管插管或气管切开）进行的机械通气，是临床上应用治疗各型呼吸衰竭最主要的呼吸支持技术。由于有创正压机械通气技术采用正压通气，有悖于人体生理条件下的负压呼吸，因此呼吸机使用过程中应注意在保证患者氧合基础上，减轻正压通气所致并发症，如呼吸机所致肺损伤。目前临床上普遍认同使用小潮气量（6～8ml/kg）的肺保护性通气策略，允许一定的二氧化碳潴留（$PaCO_2 < 60～80mmHg$）和呼吸性酸中毒（pH 7.25～7.30），即允许性高碳酸血症。为防止呼气末肺泡萎陷，可应用一定水平的呼气末正压（PEEP）。晚近有报道，小潮气量通气与合适的 PEEP 可避免吸气末肺容积过大和呼气末肺容积过小。这是实施肺保护通气策略的主要内容和防止呼吸机所致肺损伤的关键。此策略在临床救治急性肺损伤/急性呼吸窘迫综合征、COPD 急性加重、重症哮喘等重症呼吸衰竭中取得了令人满意的疗效。

参考文献

［1］　张庆玲,刘明华,王仙园,等.呼吸机相关性肺炎的预防和治疗［J］.中华医院感染性杂志,2004,14:958－960.

［2］　BAUER T T,FERRER R,ANGRILLJ,et al. Ventilator－associated

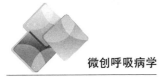

pneumonia;incidence, nisk factors, and microbiolgy[J]. Sem in Respir Infeet,2000,15:272 - 279.

[3] 有创—无创序贯机械通气多中心研究协作组.以肺部感染控制窗为切换点行有创与无创序贯机械通气治疗慢性阻塞性肺疾病所致严重呼吸衰竭的随机对照研究[J]. 中华结核和呼吸杂志, 2006,(01).

[4] 王辰. 临床上应重视内源性呼气末正压问题[J]. 中华结核和呼吸杂志,2005,(02).

[5] 曹志新,王辰. 无创正压通气在有创无创序贯通气中的应用[J]. 国外医学(呼吸系统分册),2003,(05).

第二节　内镜麻醉技术

一、目的

纤支镜技术是呼吸系统疾病诊治的重要手段,已在临床广泛应用,是大部分呼吸系统疾病诊治最直接、最客观的方法。然而,多数患者对纤支镜检查感到紧张、焦虑、恐惧,使得部分患者对纤支镜检查产生畏惧心理,不愿接受或放弃检查,而延误疾病的诊治。所以,相对舒适、安全的诊疗手段已成为大势所趋。目前,纤支镜检查麻醉方法主要包括:局部麻醉法、局麻加镇静的复合麻醉法和全身麻醉法。

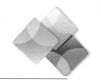

二、适应证

1. 局部麻醉法适用于几乎所有纤支镜检查患者。

2. 局部麻醉加镇静剂复合麻醉法、全身麻醉法适用于顾虑多、反应强烈的患者,也可试用于老年、高血压和轻度肺功能不全的患者。

三、禁忌证

1. 严重二氧化碳潴留的慢性阻塞性肺疾病(COPD)患者。

2. 低血压状态,有脑血管意外,严重呼吸抑制者及癫痫患者。

3. 严重心脏疾患,如严重心律失常、重度心力衰竭、急性心肌梗死病窦患者。

4. 有药物过敏史,特别是镇静药物过敏史患者。

5. 有出血倾向患者、重度贫血患者。

6. 妊妇及哺乳期妇女。

四、操作前准备

1. 术前禁食、禁饮 4 小时,若无禁忌证,术前半小时肌肉注射阿托品 0.5mg。

2. 术前心电图、血常规、凝血功能检查。

3. 术前建立静脉通道,心电监护。

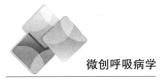

4. 准备麻醉药品、抢救药品、设备等。

五、操作步骤

（一）咽喉部喷雾法、雾化吸入麻醉法、环甲膜穿刺法（略）

（二）复合麻醉法

局部麻醉加镇静剂支气管镜检查是一种安全、无疼痛、无不适的检查方法，特别适用于顾虑多、反应剧烈的患者，也可试用于老年、高血压和轻度肺功能不全的患者。具体操作步骤略。

（三）全身麻醉操作步骤

1. 询问病史，准备胸片或胸部 CT 扫描片、血常规、凝血功能等。

2. 向受检者作必要的沟通和心理护理，消除患者的紧张情绪。

3. 准备物品及器械：包括检查设备及急救设备、药品。

4. 患者准备：要求禁食 6 小时以上，禁水 3 小时以上。

5. 术前视患者情况口服或肌注抗胆碱药和镇静药。

6. 患者入室后建立静脉通道，常规心电监护。

（四）常用麻醉药物

1. 异丙酚　异丙酚是烷基酚类的短效静脉麻醉药，具

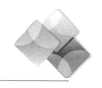

有起效迅速(约 30 秒)、持续时间短、清醒迅速、无知晓现象等特点。异丙酚的推注速度不能太快,最好为 30mg/10s,太快可出现明显的呼吸抑制。它对患者血压影响较大,年龄大于 55 岁的患者适当减量。它与芬太尼合用,可使患者处于良好的睡眠和镇静状态。

2. 芬太尼　具有起效快、镇静作用强、清除迅速的特点,检查中与丙泊酚合用,可大大减少丙泊酚的用量,而且呛咳发生率显著下降,但对血流动力学影响较大,苏醒时间比单用丙泊酚明显延长。

3. 瑞芬太尼　瑞芬太尼是人工合成的新型强效、超短效阿片受体激动药,静脉注射后 1 分钟即迅速达到血脑平衡。它的突出特点是可被组织及血液中的非特异性酯酶快速降解,清除半衰期仅 3 ~ 5 分钟,明显短于芬太尼(4.2 小时),其代谢不受肝肾功能衰竭、假性胆碱酯酶缺乏的影响,患者个体差异身体状况也影响不大,停药后 5 ~ 10 分钟均能迅速清醒。其独特的药理学特点与丙泊酚配合可加强镇痛,减少丙泊酚用量,达到镇痛、镇静完全,苏醒迅速,不良反应少的目的。

4. 苯二氮䓬类药物　有明显的镇静及顺应性遗忘作用,起效快、维持时间短、清除率快。并具有治疗指数宽、安全系数大等特点,是监护麻醉中使用最多的一种较理想的镇静药,其代表药物为咪达唑仑,目前在临床应用广泛。它是唯一的苯二氮䓬类的水溶剂,静脉注射对血管无刺激。

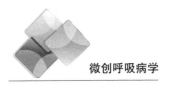
其药效比安定强 1.5~2 倍,具有起效快、作用时间短、毒性低、呼吸抑制作用和心血管影响轻。

(五)供氧方式

全麻虽然可以减轻患者的应激反应,但是因为在气管镜的检查过程中,患者部分气道被镜身占据,即使不在麻醉的情况下也有血饱和度一过性下降,因此麻醉期间正确的呼吸管理具有重要的临床意义。目前术中的供氧方式有鼻导管给氧、面罩给氧、纤支镜供氧、Y 型管高频通气给氧、VBM 内镜面罩供氧、喉罩供氧和气管插管供氧等。

六、并发症及处理

静脉麻醉特别是异丙酚麻醉诱导可引起与剂量相关的呼吸抑制及短暂性呼吸暂停,术中要加强呼吸道管理,确保辅助呼吸,必要时予气管插管或放置喉罩后机械通气。

七、相关知识

纤支镜检查为一种侵入性检查手段尚不能被大多数患者接受,因局部麻醉效果的局限性,且患者是在清醒状态下接受检查,当纤支镜进入声门及声门以下气管时,患者易出现咳嗽、气憋,感觉极不舒服,尤其是咽部慢性炎症的患者黏膜表面麻醉不满意,部分患者的检查难以进行。此外,由于恐惧紧张,易诱发心血管事件等并发症,其发生率约为

0.13%,较严重并发症的发生率约为 0.11%,致死率为
0.1%。局部麻醉严重的毒性反应可致死,发生率为0.10~
0.11%。静脉麻醉缓解了患者在局部麻醉时产生的恐惧和
痛苦感,解决了部分患者镜检时配合不好的问题,所以开展
静脉麻醉下纤支镜检查有其必要性。随着患者生活质量要
求的提高和麻醉技术的提高,全麻、无痛的纤支镜检查将逐
渐取代传统的清醒检查。

参考文献

[1]　中华医学会呼吸病学分会.诊断性可弯曲支气管镜应用指南
　　　(2008 年版)[J].中华结核和呼吸杂志,2008,31:14 – 17.

[2]　柳仓生,马保章,马景良,等.无痛性纤维支气管镜检查初探
　　　[J].中国内镜杂志,2002,8:46.

[3]　瞿长春,张志广,王世平.异丙酚用于无痛性纤维支气管镜检
　　　查的临床观察[J].实用医学杂志,2004,20:829.

[4]　王晓,张希艳.纤维支气管镜检查术的麻醉方法[J].中华麻醉
　　　在线.2007,9.

[5]　耀峰,肖光明,苏庆琳.纤维支气管镜检查麻醉方法的改进
　　　[J].中国内镜杂志,2004,10(2):101 – 102.

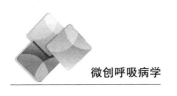

第三节　镇痛技术

一、目的

　　疼痛的微创治疗方法源于神经阻滞和区域阻滞镇痛，是近年来发展迅速的一种治疗方法。微创技术治疗是以穿刺针代替手术刀，在 B 超、CT、C 型臂机等影像设备引导下定位体内病灶，力求以最小的切口路径，最少的组织损伤，完成对病灶的观察、诊断及治疗的新医疗技术。近 10 年来，随着微创放射学的发展，各种类型的微创技术手术逐渐开展起来，因微创技术治疗创伤小、安全、有效、简便、并发症少和住院时间短等优点，在神经的阻滞麻醉中的应用越来越广泛，代表了微创治疗发展的趋势。

二、适应证

(一)肿瘤患者的姑息治疗

　　对于肿瘤导致神经病理性疼痛，与传统的镇痛药相比较，微创治疗的镇痛效果更加令人满意。首先，通过单一疗法使疼痛得到长期的缓解，这对于疾病进展、存在持续疼痛的和接近终末期的肿瘤患者来讲是非常重要的；其次，即使微创治疗未能达到完全缓解疼痛，但部分疼痛的缓解可以明显减少阿片类镇痛药物的用量，与之相关的副作用也会相应地减轻。因此，恰当的微创治疗可以有效地缓解患者的疼痛，帮助患者改善躯体功能，提高生活质量，为姑息性抗肿瘤治疗提供更多机会，可能会相对延长患者的生存期。

（二）内科治疗失败的原发性或者继发性骨折疏松

骨质疏松是一种退化性、代谢性骨病，多发生于中老年人，骨质疏松所导致的疼痛可以引起代谢紊乱、身材萎缩、呼吸困难等并发症，严重的病人可导致四肢麻木、肋间神经疼痛等，当内科保守治疗疼痛无效时，可以采用微创方法缓解疼痛，提高患者生活质量。

三、主要手术方法

（一）脊柱鞘内输注给药

研究表明，鞘内输注阿片类药物缓解疼痛的生理基础在于药物对脊髓内抑制机制的调节作用。通过将吗啡输注到鞘内临近脊髓阿片受体的脑脊液中，可以缓解神经病理性疼痛和伤害感受性疼痛，且其产生的镇痛作用比全身给药的剂量更低、不良反应更轻或更少。具有安全、有效、副作用小等特点。鞘内输注低剂量阿片类药物逐渐成为治疗那些对传统疼痛治疗无效，或不能耐受全身给药副作用的

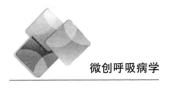

难治性疼痛患者的有效止痛手段。

（二）经皮椎体成形术

难治性癌痛的主要原因之一是恶性肿瘤骨转移所致的骨痛，当脊柱发生骨转移时，溶骨性改变可破坏椎体及附件，导致椎体变形、不稳定及疼痛，患者的活动明显受到限制。在骨转移的治疗中，许多疼痛是由于骨破坏导致的神经损伤所致的神经病理性疼痛，通过在麻醉监测和镇静状态下实施微创治疗，经皮椎体成形术将骨水泥注射到椎体内，采用椎体后凸成形术或使用气囊将压缩骨折的椎体撑起，以恢复椎体正常的高度及形状，然后注射骨水泥成型。骨结构的稳定、疼痛缓解及改善功能是骨转移治疗的重点，经皮椎体成形镇痛作用机制虽尚不完全清楚，但推测其镇痛效果是由于椎体稳定后所产生的。椎体后凸成型术的指证包括椎体血管瘤和椎体转移瘤导致椎体压缩骨折引起的疼痛。

（三）射频热凝消融

射频热凝消融最早应用于肝脏肿瘤治疗，随后治疗技术发展逐渐扩展到肺癌、肾上腺、软组织肿瘤及骨转移癌的治疗。射频热凝消融为不能接受全身化疗和放疗的肿瘤患者提供了一种可行的姑息性治疗手段，其治疗机制主要是基于射频的生物学热效应和人体不同组织神经纤维对温度的耐受差异性不同，主要用于神经和肿瘤等的热凝毁损。通过影像引导下经皮射频消融对骨转移癌痛、软组织癌痛及神经病理性痛具有明显的止痛效果，并且安全、有效、作用持久、术后并发症相对较少。射频热凝消融术结合骨水泥注射治疗骨破坏或导致的病理性骨折癌痛已经取得了明显的疗效，在缓解疼痛的同时还可改善患者的生活质量，为骨转移癌痛治疗中非常有价值和应用前景广泛的治疗措施。此外，对于胸壁转移导致的癌痛，通过 CT 扫描引导将射频针穿刺入肿瘤内消融，在摧毁瘤体的同时，还可阻断肋间神经的传导，达到持久缓解疼痛的目的。

（四）微创神经损毁技术

神经毁损术对于晚期癌肿瘤、难治性癌痛及衰弱患者常有非常大的帮助。20世纪初期，人们就已经尝试采用化学方法毁损神经来辅助镇痛，但随着新型镇痛药物和无创治疗疼痛技术的发展，神经毁损技术的应用现已明显减少。尽管如此，这些技术仍然在一些特殊类型的癌痛患者中使用。在合理选择适应证及选择合理的前提下，使用微创技术例如硬膜外或鞘内神经毁损可以达到有效的镇痛效果，并且副作用相对较小。临床上一般先行诊断性神经阻滞术来判断治疗效果。不幸的是通过神经毁损术获得的疼痛缓解患者总数低于使用局麻药实施的神经阻滞术。外周神经毁损术包括面部、颈部、胸部、腰部及骶神经，需要注意的是

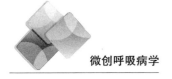

在损毁混合神经的镇痛的同时也会导致运动神经功能障碍。因此对于颈、腰、骶神经(丛)的损毁应持谨慎态度,避免运动功能受到损害。

四、操作步骤

微创麻醉的方法众多,下面就椎体成形术进行简单介绍,首先患者采用俯卧位,C 型臂透视下或者 CT 扫描监视下定位病灶脊椎,经皮用 3mm 钻头作椎弓根钻孔,直至椎体前中 1/3 交界处,取出钻头穿入 11～15G 穿刺活检针,做造影显示椎体内情况,评价椎体后壁完整性,通过注射器缓慢注射骨水泥,在透视下监测,当骨水泥将至椎体边缘时立即停止注射骨水泥,一般一个锥体 4～6ml 即可。

五、操作前准备

1.病人准备　对患者进行标准的麻醉评估及术前评估,麻醉医生应在术前与患者沟通,告知相关技术要点及微创手术的相关风险,根据每个患者的一般状况、年龄、现病史。

2.医务人员放射防护　医务人员所受职业辐射绝大部分来自于微创手术,国际辐射防护委员会规定辐射剂量上限为每年 20mSv。规范的操作,防辐射培训以及先进、可靠的设备可显著降低医务人员所受的辐射剂量。医务人员穿戴铅衣、铅围脖(0.5mmPb)可覆盖 82% 活跃骨髓,所穿铅衣不能有裂纹,手术应尽量避免不必要曝光。

六、禁忌证

没有较明显的禁忌证,保守治疗能明显好转或者无疼痛症状的稳定性骨折患者不是候选者,其他的禁忌证包括目标水平的骨髓炎,具有严重心肺疾病,非骨质疏松脊椎的急性创伤性骨折,凝血病,全身感染,和对手术必需成分(骨水泥、阿片类药物)的过敏反应。

七、并发症及处理

操作期间患者可能出现相对性低血压,需要升压药的支持。术中麻醉医师对患者并发症的处理起到关键作用,结合麻醉医师意见选择相应的麻醉方法,加强脑保护,权衡患者制动、脑灌注、血流动力学稳定、血压调节以及恢复时间等,这在神经微创中尤为重要。充分准备、一丝不苟的监护及积极控制并发症可以有效改善患者预后。随着微创放射学的不断发展,对麻醉的需求也越来越高,麻醉的妥善运用将成为手术成功的重要因素。通过充分的术前准备、有效的麻醉药品及完善相应的监测技术可以有效地预防和避免。

八、相关知识

疼痛的微创治疗是通过神经阻滞和区域阻滞以达到镇

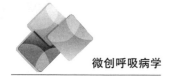

痛效果,是近年来迅速发展的一种治疗方法。广义的微创治疗是指所有经皮穿刺的治疗方法,包括神经阻滞、区域阻滞、小关节阻滞和椎管内阻滞,以及皮下、静脉和椎骨内的患者自控镇痛、椎管内电刺激镇痛等;狭义则是指在影像学引导下经皮穿刺的治疗方法,目前主要包括椎间盘内热凝消融、椎间盘减压、神经节(干)毁损等。

微创技术治疗的种类众多,因技术方法和治疗路径不同,可以综合分为两类:

第一类:针对神经病理性疼痛的微创技术治疗,包括部分神经阻滞、神经卡压的松解、椎体成形术、椎间盘的微创技术治疗和射频热凝术等以及部分治疗或缩小肿瘤的微创技术治疗。

第二类:针对神经病理性疼痛和累及神经的微创技术和手术治疗,包括部分神经阻滞、神经电刺激、药物通道或输注装置植入和神经毁损。此类微创技术治疗,发展迅速,多数微创技术治疗需在影像学引导及定位下进行。

自影像设备用于微创技术治疗的二十余年来,随着经验的不断累积和设备的不断进步,使微创技术治疗技术发生了巨大的改进,这项技术的疗效和安全性都得到了显著的提高,应用科室也不断增多,在为广大的患者缓解或免除疼痛的同时,也避免了开放性手术的创伤。目前用于微创治疗的方法包括物理、化学以及腔镜直视下治疗,治疗后可改变解剖结构,也可以不改变解剖结构,通过影像学引导的微创治疗可使疼痛的治疗水平显著提高,此方法具有创伤轻微,定位精确,穿刺准确,效果确切,并发症与副作用少等特点,疼痛的微创治疗拓宽了疼痛治疗的领域,促进了疼痛治疗的发展,同时也标志着疼痛治疗达到了一个新的水平。

参考文献

［1］ GIORDANO J, GOMEZ C F, HARRISON C. On the Potential Role for Interventional Pain Management in Palliative Care［J］. PainPhysician, 2007, 10:395 – 398.

［2］ BECKER R, JAKOB D, UHLE E I, et al. The Significance of Intrathecal Opioid Therapy for the Treatment of Neuropathic Cancer Pain Conditions［J］. Stereotact Funct Neurosurg, 2000, 75:16 – 26.

［3］ GEORGY B A. Metastatic Spinal Lesions:State – of – the – Art Treatment Options and Future Trends［J］. American Journal of Neuroradiology,2003,29:1605 – 1611.

［4］ THANOS L,MYLONA S,GALANI P,et al. Radiofrequency ablation of osseous metastases for the palliation of pain［J］. Skeletal Radio,2008,37:189 – 194.

［5］ ISMAIL S, KHAN F,SULTAN N,et al. Radiation exposure to anaesthetists during interventional radiology ［J］. Anaesthesia, 2010,65:54 – 60.

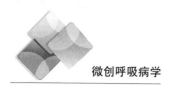

第四节　纤维支气管镜检查的护理

一、目的

利用纤维支气管镜可以进行活检、漏检、灌洗和局部注射用药等。但是此项检查为有创性检查，对操作和配合者要求很高，其熟练的护理配合对预防并发症，提高检查成功率起着重要的作用。因而充分做好术前准备工作，以及给予良好的术前、术中、术后护理是十分必要的。

二、适应证

1. 原因不明咯血。

2. 性质不明的弥漫性肺疾病、肺内孤立结节或肿块，需作活检检查。

3. 吸收缓慢或在同一部位反复发生肺炎。

4. 难以解释的持续咳嗽或局限性哮鸣音。

5. 原因不明的肺不张或胸腔积液。

6. 原因不明的喉返神经麻痹、膈神经麻痹或上腔静脉阻塞。

7. 胸片无异常、而痰中找到癌细胞。

8. 用于治疗支气管—胸膜瘘瘘口的闭合、纤支镜引导行气管插管实施机械通气、肺癌局部瘤体注药、冷冻、激光治疗等。

三、禁忌证

1.有严重的心脏病、心功能不全、严重的心律失常、频发心绞痛。

2.严重的肺功能不全。

3.主动脉瘤有破裂危险。

4.颈椎畸形。

5.有难以控制的出血体质者。

6.极度衰弱不能耐受检查者。

7.对麻药过敏者。

8急性上呼吸道感染者暂缓检查。

四、术前护理

(一)心理护理

由于患者对医学知识的缺乏，以及对纤维支气管镜的认识不足，认为纤维支气管镜检查是一种很痛苦、很可怕的检查操作，检查前常常存在较重的心理负担和压力，常表现为焦虑、恐惧。因此，护理人员要给患者创造一个安静舒适的环境，以稳定其情绪，耐心细致地向其说明纤维支气管镜的有关知识和注意事项，详细介绍纤维支气管镜检查对疾病诊断和治疗的必要性和安全性，以取得合作。护士在患

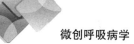

者检查前的准备工作中要表现稳、准、快,不可粗心大意;操作者要集中精力,以娴熟的技术操作增加患者对医护人员的信任,检查结果正常的要尽快告知患者,使之放心;如有异常结果,要采取适当的办法妥善回复患者。

(二)健康指导

1. 检查前指导患者禁饮食 4~6 小时,目的是为了减少因插管时刺激咽喉部而引起患者的恶心、呕吐,以致呕吐物误吸至气管而引起意外等。

2. 检查前实验室检查出凝血时间,目的是为了减少因出凝血时间延长而引起术中出血;做血常规检查,目的是为了因血象太高而引起术后感染。

3. 检查前询问患者病史,不稳定型心绞痛、近期发生的心肌梗死、不能纠正的严重低氧血症、严重心律失常、严重心功能不全患者禁止做纤维支气管镜检查。

4. 指导患者正确的缩唇式呼吸,即让患者用鼻吸气,然后通过半闭的口唇慢慢呼气。

5. 术前 30 分钟肌肉注射阿托品 0.5mg,以减少支气管分泌物,防止迷走神经反射和减弱咳嗽反射。精神紧张者必要时给予地西泮 10mg 肌肉注射。

(三)局部麻醉

用 2% 的利多卡因 20ml 进行面罩或口含法行超声雾

化吸入 30 分钟,在用面罩进行雾化吸入时,指导患者用缩唇式呼吸法呼吸及用鼻子吸气、用口呼气;在用口含法行超声雾化吸入时指导患者用膈腹肌式呼吸法呼吸,及用口吸气,用鼻子呼气。雾化吸入时雾量以中等为宜,在进行雾化吸入的过程中,辅以 2% 的利多卡因 5ml 通过患者的鼻腔进行喷雾给药。在喷雾给药时指导患者在我们喷雾后的瞬间配合吸鼻动作,以利局麻药能迅速有效地到达咽喉部而发挥作用。为避免患者在进行雾化吸入过程中因时间长致缺氧引起不适,可以把雾化吸入的时间(30 分钟)分三个阶段进行,即雾化吸入 8 分钟,每侧鼻腔喷雾给药 3~4 次,休息 2 分钟,如此三个周期可达到理想的麻醉效果。在整个雾化及喷雾给药过程中,应严密观察患者有无头昏胸闷及恶心呕吐等症状,待患者咽喉部感到麻木时即可进行插管检查。

(四)对拟经鼻腔插管的患者做鼻窥镜检查;若经口腔插入有义齿者应取出义齿(具体做法略)

五、术中护理

患者术中往往精神紧张,检查中护士应经常给予安慰,使患者全身放松,并随时提醒其注意配合。严密观察患者的呼吸、意识、心率及 SpO_2 的变化,一旦心率明显增快 > 150 次/min 或减慢 < 60 次/min,或 SpO_2 降至 80%,应立即停止操作或暂时退出纤支镜,待病情平稳、缺氧改善后再行

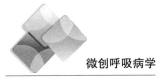

插入。对于老年人以及有心肺疾病的患者,术中必须吸氧3～5L/min,提高血氧分压,减少心脏并发症。应备好麻醉药、止血药、急救药品和硬支气管镜、气管导管等物品,以防万一,随时应急。

1. 检查中患者取仰卧位,肩部略垫高,头部摆正略向后仰,鼻孔朝上,这种体位,便于检查操作;患者肌肉放松,也比较舒适,并可预防晕厥。更有益于老年、体弱、精神紧张患者。

2. 为了防止痰液喷溅入双眼,予以保护性的双眼遮盖,窥镜进入声门后护士指导患者深呼吸,勿紧张,便于一次顺利插入。插入后患者不要摆动头部,深呼吸,调节呼吸频率,减少咳嗽,再次注入麻药减轻不适感。

六、术后护理

做好患者的护理记录,密切观察30分钟,嘱患者卧床休息,吸氧;禁食禁水3小时以免造成患者误吸,并向患者说明咽、喉部疼痛和不适的原因,嘱其减少说话,以尽快恢复声带。

1. 纤维支气管镜检查完毕,术后观察30分钟,如无特殊不适可协助患者回病房,或在家属的陪同下回家,并指导患者如出现异常情况应及时就诊。

2. 检查术后禁食水2小时,因为咽喉部麻醉后患者的吞咽反射减弱,易使食物误入气管造成误吸,引起呼吸道感

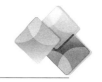

染,2小时以后可进温凉流质,如汤、牛奶等,减少辛辣刺激性饮食。

3. 检查完毕后密切观察患者的病情变化,主要是呼吸频率、节律的变化和口唇的颜色,及时发现各种并发症,以便及时处理。

4. 指导患者少说话,并适当的休息,使声带尽快恢复,1周内不要做较用力的动作,不可用力咳嗽咯痰,以防引起肺部的出血。向患者说明术后可能出现鼻腔及咽部的不适、疼痛、声嘶、头晕、吞咽不畅等,休息后可以逐渐好转。

5. 行肺部活检术后出现少量的咯血属正常现象,表现为痰中带血或少量的血痰,其原因是因为检查中支气管黏膜擦伤,活检或细胞刷检查时黏膜损伤,这种情况一般不必特殊处理,1~3天可以自行愈合,如一旦出现大咯血,应立即报告医生,及时治疗抢救,并采取有效的护理措施。

纤维支气管镜在呼吸及其他领域应用越来越广泛,对呼吸系统疾病的诊断、鉴别诊断、某些疾病的治疗及一些重危患者抢救都起了很重要的作用,所以做好纤维支气管镜检查的护理工作是十分重要的。

参考文献

[1] 王琴,王丽.舒适护理在纤维支气管镜检查中的应用[J].全科护理,2009,7(1):10.

[2] 卢才菊.纤维支气管镜检查的护理和并发症发生率分析[J].实用临床医学,2004,2(5):122-123.

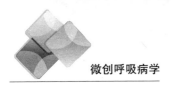

第四节 内科胸腔镜检查的护理

一、目的

胸腔镜诊疗是诊断与治疗胸膜及肺部疾病的有力手段,胸腔镜技术由外科逐渐被内科所采用。胸腔镜自1910年来已广泛应用于临床,相比电视辅助外科胸腔镜、内科胸腔镜有安全、方便、创伤小、费用低等独特的优点内科胸腔镜术的应用避免了外科胸腔镜检查损伤大、麻醉要求高、检查成本高的缺点。内科胸腔镜术以在病因诊断上具有敏感性高、特异性强、准确性高的优点越来越受到临床医生的重视,也极大地减轻了病人的痛苦。医生规范、熟练的操作是胸腔镜手术成功实施的根本,护士充分的术前准备、术中密切配合、术后的精心护理是胸腔镜手术成功的关键,本文将介绍内科胸腔镜术的护理。

二、适应证

1. 检查胸腔积液的性质,有无特殊细胞及病原体,以确定诊断。

2. 抽出胸腔积液或积气,减轻压迫症状。

3. 向胸腔内注射药物进行治疗。

三、禁忌证

(一)绝对禁忌证

1.胸腔闭塞,如严重胸膜粘连者。

2.肺动脉高压。

3.呼吸衰竭需要机械通气。

4.不能控制的出血。

(二)相对禁忌证

1.低氧血症。

2.严重心血管疾病。

3.持续的不能控制的咳嗽。

4.极度虚弱者。

四、护理

(一)术前护理

1.术前心理护理　全面评估患者,及时了解患者的心理状态,耐心细致地做好解释工作,向患者讲明检查目的、必要性及重要性,介绍操作方法,以解除患者的思想顾虑和紧张情绪,并交代注意事项,如避免用力咳嗽、转动身体以免穿破肺泡而引起气胸;对精神过于紧张者,可于术前安定

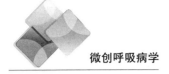
注射液肌肉注射。针对层次不同患者的心理需求,给以或深或浅或繁或简的解答,营造和谐的氛围和健康向上的护患关系,有效地帮助患者解除紧张、忧虑和恐惧,从而保持良好的心理平衡。

2. 术前物品准备　胸腔镜 1 套,影像装置 1 套,常规消毒物品、药品、抢救器械、止血引流器械、活检标本瓶等。

3. 患者术前准备　包括凝血机制检测,动脉血气分析,术前镇静,患侧胸部及腋窝备皮,健侧下肢留置静脉留置针,根据病情留置尿管、胃管。

(二)术中护理

建立有效的静脉通道、患者鼻导管吸氧 2～4L/min,接好心电监护,监测血氧饱和度及生命体征的变化;协助消毒、铺巾、局部麻醉;术中物品的传递;正确连接影像系统,及时录像,保存图片;病理标本及时送检;术中注意观察患者生命体征及心理情绪变化,多使用鼓励和安慰性语言,为患者创造一个安全、信任的治疗环境。

(三)术后护理

1. 术后体位及饮食　术后患者以平卧位或半坐卧位为佳。如无特殊,患者普食,应加强营养,鼓励高蛋白、高纤维饮食,避免增加呼吸道分泌物的饮食。

2. 密切观察生命体征及血氧饱和度　严密观察有无缺

氧征象,发现异常及时报告医生。

3.术后呼吸道的护理 术后患者因伤口疼痛、咳嗽无力,容易造成痰液黏稠、阻塞呼吸道,应协助患者叩背,讲解有效咳嗽的重要性,指导患者双手轻压伤口,深呼吸,进行有效咳嗽排痰。同时遵医嘱给予患者高压雾化吸入,翻身叩背,既可稀释痰液,又可防止肺部感染。

4.术后切口及胸腔引流管的护理

(1)注意观察穿刺点敷料是否清洁干燥,有无渗血及液体漏出,勤换药,穿刺点周围皮肤有无红肿、疼痛加剧。

(2)保持引流管有效引流,避免引流管扭曲、堵塞、松脱,影响引流效果。

(3)观察并记录所有抽出液体的量、颜色和性质,正常引流液的性质应有血性逐渐变为血清样,如每小时引流量大于200ml,颜色为鲜红色,持续3小时以上,提示存在活动性出血,应及时通知医生,妥善处理。

(4)拔管的指征及护理,当水封瓶中无液体引流、引流管内水柱波动<2cm、听诊患侧肺呼吸音清晰、肺部 X 线摄片显示肺膨胀良好时,先夹管24小时后即可拔管。拔管后注意观察患者有无胸痛、呼吸困难、气促、皮下气肿等情况。

5.术后并发症的观察及护理

(1)良性心律失常、轻度高血压或低氧血症:加强患者术后监护,通常可通过吸氧完全纠正。

(2)出血:术中进镜时注意操作轻、快、准,活检应避开

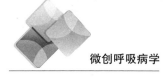
胸壁血管,微小的少量出血大多数可自行止血,术后需密切观察血压及胸腔引流液的量及颜色。如发生活动性出血,应静注止血药物止血。

(3)气体栓塞:气体栓塞为胸腔镜的严重并发症之一,发生率为0.01%~0.05%,多在行人工气胸时发生,常因注气时穿刺针定位不准,误将气体注入血管,或包裹性积液患者注气时没有注意胸腔内压力变化,致使胸腔内压力过高,气体进入血管所致。为避免此并发症的发生,注气前需确保穿刺针位于胸腔内,注气时缓慢,并注意观察胸腔内压力的变化。

(4)皮下气肿:部分患者术中术后出现胸壁皮下气肿,严重时可累及颈部、腹部、纵隔。原因多为胸壁钝性剥离时操作不当,引流管放置后缝合不严密,或胸腔内压力高、剧烈咳嗽、胸腔内气体经切口进入皮下所致。少量皮下气肿一般不需要特殊处理,数日后可自行吸收,严重皮下气肿可以进行穿刺排气。

参考文献

[1] 王俊.胸腔镜和纵隔镜手术图谱[M].北京:人民卫生出版社,2003:34.

[2] 何一兵,吴宏成,汤嫩东.内科胸腔镜检查在难治性气胸的应用[J].临床医学,2005,25(2):18.

[3] 付秀华,刘健波,徐常丽.纤维胸腔镜对疑难性胸膜腔疾病的诊断价值[J].中国内镜杂志,2004,10(9):99-100.

[4]　肖洁.内科胸腔镜术的护理体会[J].内科,2012.2(2):35 -
36.

[5]　侯磊.内科胸腔镜检查患者的配合[J].临床肺科疾病,2009,
14(30):426.

第五节　经皮肺穿刺活检术的护理

一、目的

胸腔及肺部疾病诊治的第一步是明确疾病性质,尤其
是位于胸膜腔或肺周边部位的实变及占位性病变,这类疾
病往往不能通过纤维支气管镜、痰脱落细胞进行定性诊断。
CT 等影像引导下经皮肺穿刺活检术(percutaneous aspira-
tion lung biopsy)对于这类疾病诊断有独特优势,是一种安
全、经济、微创、有效的诊断方法,对肺部病变具有较高的诊
断价值。CT 扫描引导下经皮肿物细针穿刺抽吸活检技术
由 Haaga 等于 1976 年首先介绍并推广,我国 1985 年开始
引进此项新技术并应用于临床,20 世纪 90 年代以后,国内
较大医院均普遍开展此项技术。CT 为横断面扫描,具有极
高的密度分辨率,定位准确,可准确显示病灶的大小,位置
及内部情况,以及与血管等周围组织的结构的解剖关系,亦
可准确地确定进针部位,角度及深度,提高安全系数和诊断
准确率,由其对于小病灶具有不可替代的优势。现临床上
常以穿刺针于 CT 扫描引导下刺入病灶内穿刺出组织,进

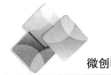

行病理学检查或生物学检查,对肺组织损伤小,安全,定位精确,并发症相对较少,尤其对周围型肺癌或纤维支气管镜检查不能达到的病灶,本法能准确获取病变组织。病理确诊率可高达94.6%。因此 CT 扫描引导下经皮肺穿刺活检对周边部肺占位性病变的早期诊断、早期治疗及治疗方案的制定及病理组织学分型及预后估计均有重要意义,值得推广和应用。

二、适应证

1. 肺内孤立性病变的定性诊断　通过纤维支气管镜、X 线摄片检查等不能定性的肺内肿块性病变。特别适用于诊断位于周边部位的肿块。如怀疑周围型肺癌病灶,纤支镜不能到达,亦不靠近脏层胸膜,不便做胸腔镜检查的患者。

2. 肺部多发病灶的鉴别诊断。

3. 伴有胸腔积液、胸膜肥厚性病变的肺内实变的定性诊断。

4. 放疗、化疗前取得细胞组织学诊断或手术前提供参考依据,指定治疗方案。

5. 纵隔肿瘤。

6. 肺内原发或转移性肿瘤不能手术切除者行微创治疗。

三、禁忌证

1. 肺功能较差、严重肺气肿等肺部疾患;心功能不全或

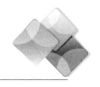

心肌梗死、严重心律失常等患者。因出现并发症时可危及生命。

2.肺内血管病变,如动静脉畸形、动脉瘤,因为可导致难以预知的出血并发症,但并非绝对禁忌证。

3.有凝血机制障碍者。

4.病人不能合作或有控制不住的剧烈咳嗽。

四、护理要点

(一)术前护理

1.**术前物品准备** 器械准备:胸穿包一个(内有弯盘1个、孔巾1条、试管2个、载玻片3~4片、小标本瓶2个、纱布5~8块、穿刺针2套、镊子两把),无菌手套2付,无菌盘1个(内有棉签缸、碘伏棉球缸、弯盘),胶布,注射器4个(5ml、20ml各2个),带金属标记物1个。

药品准备:2%利多卡因10ml,碘伏,甲紫(龙胆柴)1瓶(定位标记用)。

2.**患者的准备** ①协助医生为患者做好必要的检查,化验血小板计数、出凝血时间血常规、肝功等检查项目,做心电图检测心功能情况,监测生命体征,术前禁食4小时。②心理护理:护士应做好患者的心理护理,CT扫描引导下经皮肺穿刺活检术是一种创伤性诊断技术,患者因害怕躯体损伤,担心手术失败、遗留后遗症等,内心产生恐惧、焦虑

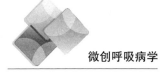
情绪,护士应了解患者心理,主动关心体贴患者,介绍同类手术成功的病例,有意识的引导患者交谈,耐心向其解释肺穿刺的目的和意义,介绍肺穿刺的大致过程和患者的配合要求以及操作过程中可能发生的并发症及解决措施,取得患者及家属的同意并签字,使患者有充分的心理准备,避免紧张、焦虑等不良情绪影响,以良好的心态接受手术,通过临床实践观察发现,只要耐心细致地进行心理沟通,95%以上的患者能接受经皮肺穿术,能保持平稳的心境,顺利地完成穿刺。

3. 呼吸及屏气的训练 做这项运动是为了减少术后并发症,穿刺是需要在平静呼吸下屏气时进行,以免在穿刺过程中由于呼吸运动导致穿刺过深而刺破其他肺泡或血管引起气胸或者出血,所以术前患者进行屏气训练是保证穿刺成功的关键。护士应向患者说明术前屏气训练的意义,按要求训练患者,让患者平静呼吸数次后屏气5秒,反复训练,使患者达到能自如的在较长一段时间内调节呼吸频率与深度,以便配合手术顺利进行。

(二)术中护理

护士应协助患者取合适体位,再次检查穿刺所需用品和器械,常规准备氧气,吸引器,急救车和抢救药品和胸腔排气物品等;术中告知患者不要说话、咳嗽和深呼吸,严密观察患者病情变化,测量生命体征,观察患者脸色、呼吸和

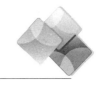

出血情况,密切配合医生操作。如患者出现呼吸困难、烦躁、发绀,同时 CT 扫描显示气胸时,应马上停止穿刺拔除穿刺针,协助按压穿刺点使其闭合,将患者平卧或半卧位,给予高流量氧气吸入,积极配合抢救等。

(三)术后护理

1. 一般护理　嘱患者头低脚高位,以利于脑部供血,卧床休息 6～12 小时,密切观察体温、脉搏、呼吸、血压变化,加强基础护理,注意保暖,避免受凉,应用有效抗生素预防感染,避免剧烈活动和剧烈咳嗽,由于手术损伤致局部疼痛,应予以耐心安慰,稳定患者情绪,必要时遵医嘱应用止痛剂或镇静剂

2. 并发症观察及护理　气胸是经皮肺穿刺活检术常见的并发症,应采取积极的预防措施,术后 24 小时尤其是 1 小时内,护士应嘱患者多休息,少活动,均匀呼吸,并密切观察患者有无明显气紧,胸闷等胸部不适症状,严密观察患者呼吸频率和呼吸深度以及穿刺侧呼吸音的变化,如发现异常及时报告医生处理,如发生气胸,应立即给予高流量氧气吸入,取半卧位,协助患者到放射科透视,进一步明确气胸严重程度,以便及时做相处理。

穿刺术损伤肺或胸廓内的动脉可引起肺出血或血胸,为了减少出血的发生,首先应做好充分的术前准备,医生操作时避免重复穿刺,避开大血管穿刺,术后护士应嘱患者卧

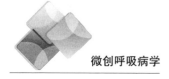

床休息,严密观察患者有无面色苍白、冷汗、脉细弱肢冷、心悸等大咯血和内出血发生,避免剧烈运动及咳嗽,少量咯血者无须处理或口服止血药2~3天可吸收,大量咯血极为少见,一旦出现应积极抢救,让患者头偏向一侧,取头低脚高位,高浓度吸氧,迅速清除口鼻腔内的血液,防止血液阻塞呼吸道,穿刺活检引起窒息,配合医生使用止血剂,或微创导管栓塞治疗。

3. 健康教育　患者行经皮肺穿刺活检术后1~2天应保持穿刺部位敷料清洁干燥,禁淋浴,防止外源性感染,防止感冒,注意休息保暖,避免剧烈咳嗽、打喷嚏和重体力的工作。

实践证明,经皮肺穿的并发症大部分患者可自愈,如少量气胸和出血,仅少数需进行临床处理,因此,在CT扫描引导下经皮肺穿刺活检术安全可靠,其优越性是肯定的,毋庸置疑。但是,任何成熟的先进技术都不可能完美无缺。本技术在某些特殊病例仍存在一定难度,如肺下叶的小病灶,因呼吸运动幅度大,穿刺活检时穿刺针随呼吸上下移动。而造成穿刺失败。此外纵隔内或肺门区病变,因病变靠近心脏和大血管,穿刺活检有较大风险。因此,穿刺者不断提高穿刺水平,谨慎小心的认真按操作规程操作,是降低并发症的重要措施。在护理上应做到充分的术前准备,术中密切的配合,术后的细心观察与及时护理,可以减少或避免并发症的发生,提高穿刺成功率。

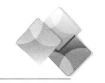

　　为提高穿刺活检的准确性,最大限度地减少并发症的发生,应注意以下几点:①严格掌握适应证及禁忌证;②掌握娴熟的穿刺技术,选择好穿刺点和进针路径;③根据患者情况,选择穿刺针的大小和类型;④特殊病例需行增强CT扫描;⑤穿刺前训练患者屏气,取得患者合作;⑥穿刺时避开病变坏死区及空洞;⑦穿刺时避开经过叶间裂及血管;⑧穿刺时应避免和慎重选择肺气肿和肺大泡病例;⑨穿刺时尽量由胸膜粘连、肺实变及胸水处进针;⑩减少穿刺活检次数,避免多次经过胸膜腔。

参考文献

[1]　杨瑞民,李奋保. CT引导下肺穿活检的临床应用[J].河南科技大学学报(医学版),2006,24(2).

[2]　付尚志,杨丽忠. 经皮穿刺肺活检术的观察和护理[J]. 临床医药杂志.2005,18(1).

[3]　罗月英,郭述良,杨相梅. 床旁B超引导下肺穿活检术的护理[J]. 临床肺科杂志,2009,14(11).